80代の現役医師、ドクター菅野の健康術

健康で美しくいたければ珪素《けいそ》をとりなさい！

医師・医学博士
菅野光男

はじめに

ひとはだれもが健康で長生きしたいと願っています。

しかし、歳を取るにつれて老化現象がはじまり、「ここが痛い」「あそこの調子が悪い」ということもありがちです。また、さまざまな病気にかかってしまうこともあります。いくら長生きしても、心と身体が健康な状態で生活できないと人生を楽しむことはできません。

私は八十歳を過ぎた今も、毎日、楽しい人生を送りながら現役の医師を続けています。「先生の健康の秘訣は何ですか？」と患者さんから聞かれることがよくあります。

三十年近く多くの患者さんを診てきて感じることは、病気や老化から自分自身を守るには、**人間が本来持っている「生きる力」（自然治癒力）を毎日の生活のなかで高め続ける**ことがもっとも重要であり、私の健康の秘訣なのです（134ページ参照）。

具体的には、次のようなことです。

1. **心の養生**→気力を高め、毎日太陽のように明るく、楽しく、あたたかく生きる（心に太陽）（65ページ参照）。安心立命（90ページ参照）。セロトニンを作る物質（かしこいなバナナ）（76ページ参照）。

2. **食養生**→和食、精進料理、禅料理、菜食、玄米（食物繊維、発酵食品、ステンレス食）（60ページ、134ページ参照）。

3. **生活養生**→よい習慣を作る。「快」人七面相、規則正しい生活リズムを心がける（63ページ参照）。

私自身も、長年、これらを実践してきたおかげで毎日、健康に暮らしています。

つまり、人間が本来持っている免疫力を高めることができれば、人間は健康な状態で長生きをすることができるのです。

私はこれを「自然免疫療法」と名づけ、これまで多くの患者さんの治療にあたってきました。なかには乳がんの患者さんもいました。私のところにその方が来た時、さまざまな臓器にがんが転移した状態でした。しかし、自然免疫療法を行った結果、なんと8か月後に転移したがんが消えたのです。

みなさんは、「珪素」というミネラルをご存じでしょうか？

珪素はシリコンとも呼ばれ、地球全体の表面を覆っています。また、人間の身体のなかにも珪素が含まれているのです。しかし、歳を取るにつれて体内の珪素は減少し、その結果、骨がもろくなったり、血管内に脂肪がつきやすくなるといった弊害が生じます。

さらに、珪素は女性の美容にとっても欠かせません。ここ数年、女性医師や美容家などの美容のプロが注目することで、ハリウッドのセレブや有名人などに珪素の愛用者は広がっています。日本でも、街中で珪素関連の商品を目にするようになりました。

そもそも医療先進国のドイツでは、珪素は何十年もの間、もっとも注目され親しまれているサプリメントで、多くのドイツ人たちが毎日、摂り続けています。

この本では、珪素がどれだけ私たちの健康に欠かせないものなのか、珪素を毎日の生活のなかで効率よく摂るにはどのようにしたらよいかを述べています。

体内に珪素を取り入れるには、珪素を多く含む食物を食べ続けることがいちばんですが、水に溶けた珪素（水溶性珪素）を上手に摂る方法もあります。

私は、自然免疫療法を長年続けてきて、実感したことがあります。

珪素は人間の身体を健康に保つために、とても大きな力を発揮する

ということです。

それに気がついてからは、珪素の持つすばらしい力の研究に没頭してきました。

みなさん、毎日、上手に珪素を摂って、私と一緒に **〝百歳まで元気に長生き〟** を目指しましょう。

本書が、みなさんと大切な家族の健康について見直すきっかけになれば、こんなに嬉しいことはありません。

2018年1月

医師・医学博士　菅野光男

第5章 私の医療に対する想い

序　章

臨床医として、珪素とともに

キリスト教との出会い

まずは、少し私の経歴について述べておきたいと思います。

私は昭和11年（1936年）に生まれ、宮城県の仙台で育ちました。現在、81歳となりましたが、まだまだ現役の医師としてがんばっています。

私の人生を振り返ると、キリスト教との出会いが自分の人生を大きく決定づけたと思います。というのも、私は医師になる前、セブンスデー・アドベンチスト教会というプロテスタント系キリスト教の牧師を約15年間、続けてきたからです。

そもそも私とキリスト教との出会いは、高校生時代にまでさかのぼります。当時、私は友人に誘われたことがきっかけで仙台のとある教会に通いはじめ、宣教師の先生の話を熱心に聞くようになりました。

そして、私に運命の日が突然やってきたのです。ある夜、先生の話を聞いた帰宅の途中で、天から私に向けて一条の光が強く降り注ぎ、全身がとても強い力で引っ張り上げられるような不思議な感覚にとらわれました。その瞬間、私は両手を上げ、「私は神様に従いますからどうか導いてください」と思わず心のなかで叫んでいました。神の光に導かれたと感じた私は、帰宅後、すぐに両親に牧師になりたいと訴えました。

しかし、最初は猛反対されました。それまでの私は親に一度も逆らったことがなく、どちらかというとおとなしい性格の子どもでした。

そんな私が突然「牧師になりたい」と強く訴えたので、両親はとてもびっくりしたと同時に猛反対をしました。しかし、何度も説得しているうちに、「そこまで強く決心しているのなら、自分の思い通りにしなさい」と許してくれ、高校卒業後、私は千葉の木更津に当時あった教団が営む神学校の寄宿舎に入ったのでした。

神学校時代で身をもって学んだこと

神学校では午前中、勉強をして、午後から夜にかけてさまざまな労働をするのが日課でした。私の所属する教団では、自分の信仰を社会からの抑圧などから守るために、個々人は自立して生きていくことが大切だと説いていました。自立して生きていければ、自分自身、だれかに支配されることがなく信仰の道を歩んでいけるというのが教えの根本にあったのです。

ですから、私たち神学生たちは教えに従い、教団が経営する農場で農作業をしたり食品工場で黒パンやクッキー、ピーナッツバターなどを作って懸命に働きました。私も、働いて得た報酬を授業料にあてていました。とにかくそのころは、若いこともあり、朝から晩まで一生懸命に勉強と労働に身をささげて過ごしたのです。

神学校は4年制でしたが、私は5年間、通い卒業しました。学生生活を通じ、私は神様の導きを強く感じることができました。お金も何もない自分が、働きながら学ぶことで、無から有を作り出せることを実感できたのです。これこそ神の教えの実践でした。そして、私の人生に必要なことはすべて神が準備してくれていることを強く感じたのでした。キリスト教では、摂理（providence）ということをよくいいます。これは「世のなかのことはすべて神の配慮によって起きている」ということを意味します。

もっとも大切な人に神が出会わせてくれた

神学校を卒業して牧師となった私は、杉並区天沼にある教団が経営する病院に付設する教会で働き始めました。ある時、体調を少し崩し内科に入院することになり、入院中、色々と検査をしてもらいましたが、幸いにも別段、悪いところはありませんでした。

私が入院した日に偶然にも外科から内科に移ってきた一人の看護師がいました。彼女は一生懸命、私の世話をしてくれたのでした。彼女の献身的な行為は私の心を大きく揺れ動かし、彼女のことがとても愛おしく感じるようになりました。そこで、ある日、思い切って告白しました。

彼女の叔父さんも私と同じ教団の牧師で、彼女の周りには教会の関係者がたくさんいました。そのような状況だったこともあり、彼女は最初、牧師である私との結婚を少しためらっていました。しかし、私は彼女に、「結婚とは互いの人格と人格の結びつきであり、二人の職業がなんであれ関係ない」と何度も話し、ついに彼女と結婚することができたのです。そのとき、私の人生にとってもっとも大切な人と、神様のお導きによって出会えたことを深く感謝しました。

フィリピンで医師となることを決意する

かつてイエス・キリストは、多くの人々の心と体の病（いたつき）を治しました。その精神を引き継いだ牧師は人々の心のいたつきに向かいます。牧師を15年間ほど続けた私は、あることをきっかけとして、自分の使命は人々の心だけではなく、体の病も治せる人になりたいと思うようになっていきました。

運命の転機は、フィリピンのマニラに行ったことでやってきました。

ある時、教団の上司から、マニラの神学校で勉強をしてくるようにいわれました。アメリカからやってきた先生が神学の講義を3か月にわたり集中で講義を行うので、それに参加するようにとのことでした。マニラに赴いた私は一生懸命に勉強をしました。講義は思いのほか楽しく、有意義な時間を過ごすことができ、最後には上位の成績を修めることができました。その神学校には、フィリピン・ユニオンカレッジという一般の学生たちが学ぶ大学も併設されていました。

そこで私は一人の日本人青年（板橋高卒）と出会ったのです。彼は、そこを卒業したら今度は医学の勉強をするという希望に胸を膨らませていました。彼と知り合いすぐに意気

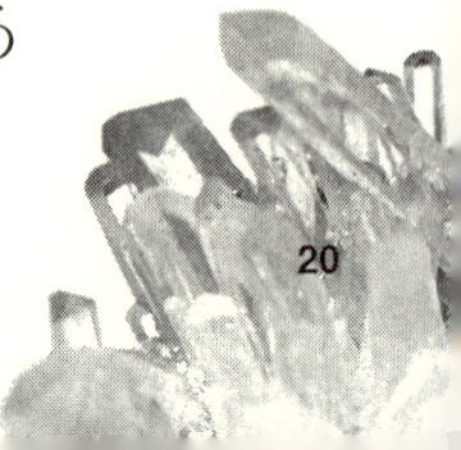

投合した私は、彼と多くのことを話すうちに、「自分も医学を勉強したい」と強く思うようになったのです。そこで、神学の講義を終えた私は、帰国後、その思いを妻に伝えました。それは私が37歳の時でした。妻は最初、やはり戸惑っていましたし、「この歳でわざわざ苦労をしなくてもいいのでは？」と諦めるよう説得されました。でも、何度も話し合ううちに、私の決心が強いことを知り、「全面的に協力する」といってくれたのです。当時、私には2人の子どもがおり、娘は小学4年生で息子は6年生になったばかりのころでした。妻は私がマニラで勉強をしている間、子どもを連れて仙台に戻り、教会の伝手を頼り、市内の病院で看護師として働いてくれたのでした。

異国の地で7年かけて医学を学ぶ

フィリピンの大学で医学を学ぶには、まず予科に入りそこで4年間、理科系の分野の勉強をした後、本科に進みそこでさらに4年間、医学の勉強する必要があります。つまり8年間、世界基準の医学を学び無事、卒業できると、MD（ドクター・オブ・メディスン、医学博士）の学位を得ることができるのです。

最初はみんなに追いつくのは大変でしたがなんとかクリアできました。予科は本来、4年制ですが、日本の神学校で履修した単位が認められ2年で卒業することができました。そして、いよいよ本科に進学することになったのです。

当時、マニラ市内には五つの医大がありましたが、私は、そのうちの一つ、マニラ・セントラル・ユニバーシティ（MCU）に合格することができたのです。MCUの医学部では入学者の1割はフィリピン以外の国の出身者でした。入学試験はけっこう狭き門でしたが、私も晴れて入学者のひとりとなれたのです。入学後の医学の勉強はとてもハードでした。私がマニラで知り合った青年が先輩としてMCUで医学を学んでいて、彼にいろいろと教わり、そのおかげもあって私も無事、卒業することができました。ここにも神のお導きがあったことを強く感じています。

帰国後、医師活動を始める

帰国した私は、教団が経営する東京衛生病院で研修員として働き始めました。しかし、日本で医師として働くためには、医師国家試験に合格する必要があります。医師国家試験は当時、土曜、日曜の週末に行われていました。ところが私が所属する教団では土曜日は安息日ということで、受験することは差し控えるようにいわれ、8年間ほど、東京衛生病院で健康教育の指導員をしていました。

「どうしても医師として働きたい」と思った私は、思い切って医師国家試験を受験し合格を果たしました。医師国家試験を受験するにあたり、予備校通いもしました。最初は、模擬試験を受けてもなかなか合格点を取ることができず、自信を失いかけたこともありました。しかし、神様がきっと導いてくださると信じ、試験に挑みました。すると、模擬試験の時とは打って変わって、すらすらと問題を解くことができたのです。このとき、私は神様が私を医師にしようと願っていることを強く感じたのです。

自然免疫医学による療法を開発・実践

医師国家試験に合格後、晴れて医師として働くことができるようになり、新宿にあったクリニックで内科医として勤務しました。すると、五反田に住んでいた患者さんがよく通ってくるようになり、その人がＪＲ五反田駅の近くにちょうどいい物件があることを教えてくれ、１９９０年に菅野クリニックを開きました（現在は閉院）。

クリニックでは内科を専門とし、さまざまな患者さんを診療する傍ら皮膚科も併設しました。また、「理学療法科」として整体にも興味を持ち、十字式健康法の施術も行いました。

毎日、多くの患者さんを診療するうち、私は自然免疫学に興味を持つようになり、それを治療に生かす**「自然免疫医学」を提唱・実践し、それに基づく治療**を三十年間、続けてきました。その間に私は、脳と腸、免疫の関連性を強く感じるようになったのです。

そして、同時にがんで亡くなる日本人が年を追って増加することに注目し、その原因の一つに食生活の改善が欠かせないことに気がつきました。そこでがん患者さんに対しての食事療法にはずいぶんと力を入れました。そこでも、やはり、脳と腸、免疫の間にはとても深い関係があることを実感したのです。

自然免疫医学療法に珪素が及ぼした効果

当時、私のクリニックに来院する患者さんの3分の1は、さまざまながんを患う方々でした。そういった患者さんの多くは進行・転移した方が多く、ほかの病院に通いながらやっ

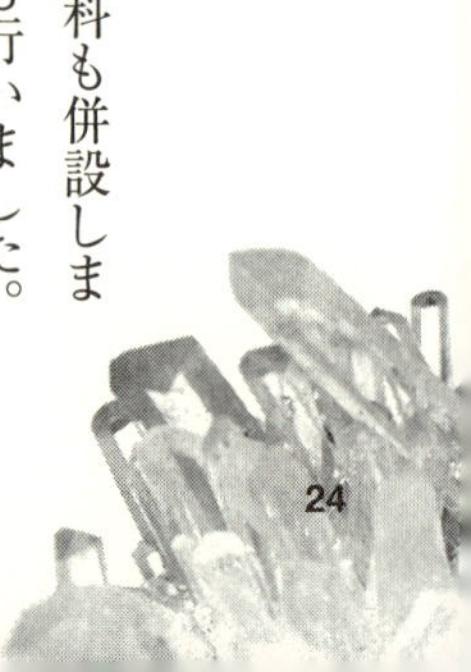

てくる方、さらには手術後の免疫力を高めたいと思い来院される人もたくさんいました。

そんながん患者さんのなかで、別の病院で末期の肺がんと診断され余命3か月といわれた方が、ある日、私のクリニックに来られました。その患者さんを診察した際、私は抗がん剤の投与などの対症療法ではなく、根本的にがんをやっつける「自然免疫医学」に基づく治療を徹底的に行うことを決めました。その根本となるのは、

心・食・動（生活）の三つの養生を基本として、体内の免疫力を高めてがん細胞を撃退する

というものです。

具体的な治療法としては、ストレスなどに負けない強い気力を培うこと、そして食事療法、さらには毎日の生活習慣の改善があります。それらについて細かい指導を続けたのです。

その結果、なんと8か月後、患者さんが来院され、別の病院で撮ったCTを持ってこられて私に見せてくださいました。すると、肺がんのみならず転移していた肝臓がんもきれいに消えたのです。そのときはあまり実感してはいなかったのですが、後に人間の健康に

珪素が欠かせないということを身をもって知ったのです。

人間が健康でいつまでも若さを保って生きていくために、どのような日常生活を心がければよいのか？

さらに、そこに珪素がどのようにかかわっているのか？

次章から、詳しく説明していきましょう。

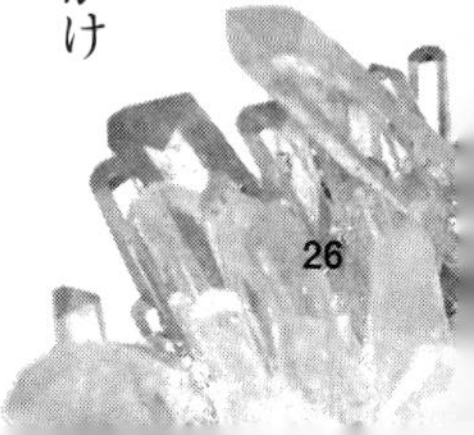

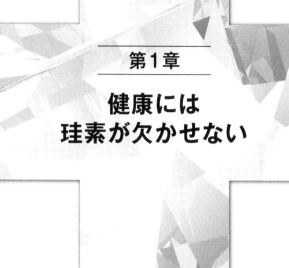

第1章

健康には
珪素が欠かせない

腸こそが人間の健康の源

最近、都会で街路に植えられている巨木が突然、倒れるというニュースを時折、耳にします。一見すると巨木には葉が生い茂りとても丈夫そうですが、実は、目に見えない根っこの部分が腐っていた、というのが突然の倒壊の原因です。

人間にもそんな巨木と同じことが起こります。

見た目はとても健康そうな人であっても、人間の根っこである腸が長年、悪い状態でいると、突然、重い病気などを発症し、倒れてしまうことがよくあるのです。

私は医師として三十年にわたり何千人もの患者さんを診察・治療してきました。その経験から、次のように確信しました。

腸こそが人間の健康を決定づける、もっとも重要な臓器である

小腸は食物からの栄養素を取り入れる臓器として知られていますが、同時に小腸内には

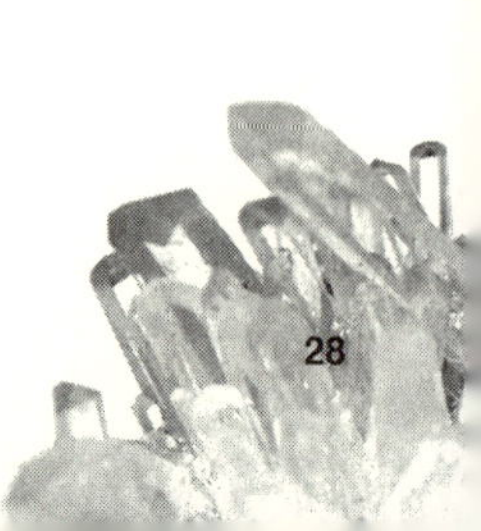

さまざまな細菌が棲みつき、活発な活動を行っています。それらの活動が健全に行われていないと、人間はいつしかがんなどの病気を発症してしまうことを、長年の臨床の経験から身をもって知ったのです。

人間が健康に生きられるのは「命光合成」のおかげ

植物は太陽の光を浴びてデンプンなどの養分を合成し、取得します。これを「光合成」と呼びます。同時に土のなかに伸びた根っこから水分や栄養分を取り入れ、この二つの働きによって成長していきます。

人間も同じです。生きていくうえで、さまざまなエネルギーを取り入れている方法を見てみると、まさにハイブリッドです。

まず食物を摂取しその栄養分を胃や腸で吸収し、生きるためのエネルギーに変えていきます。また、宇宙から地球上にさんさんと降り注ぐ光を全身で浴びることで、特に脳は活動が活発となり、身体のバランスを整えるホルモンを分泌し、全身に運びます。それによって人間は、活力や気力さらには健全な精神を保てるのです。

図1　生命エネルギーの原理：命光合成とは？

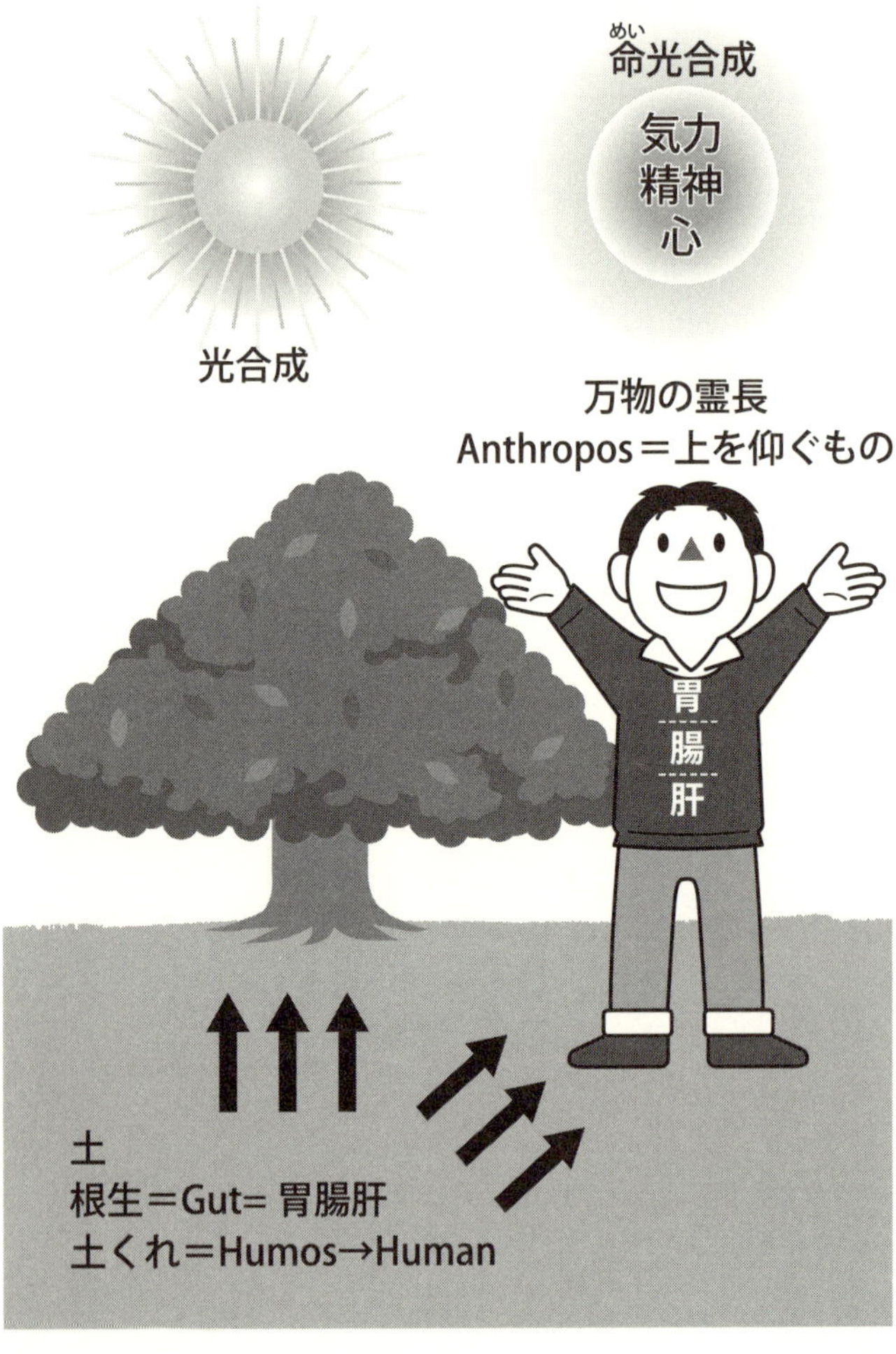

この二つのバランスがうまく取れた状態にある人こそ、健康に生きていくことができるのです。これを私は「光合成」になぞらえて**「命《めい》光合成」**と名づけました。

人間にとって食物は見えるエネルギー、そして光は見えないエネルギーです。しかし、見えなくても存在しているのです。

仏教に「色即是空《しきそくぜくう》」という言葉がありますが、「色」は見えるエネルギーを指し、一方の「空」とは見えないエネルギーを指すと私は考えています。言葉を換えれば、「色」は肉体的エネルギーであり、「空」は精神的エネルギーということができるのではないでしょうか。人間はこの二つのエネルギーをバランスよく取り入れながら生きているのです。これはまさに「ハイブリット」的な存在を示しているのです。

人間が健康に生きていくために必要な珪素とは？

この二つのエネルギーに大きくかかわっているのが「珪素」です。

詳しい説明は第4章で述べますが、珪素は人間が健康で長寿を保つための欠かせないミネラル。ミネラル（無機質、鉱物）は、糖質、たんぱく質、脂質、ビタミンとともに人間が生きていくうえで欠かせない五大栄養素の一つです。

　珪素は人間にとってとても身近な存在です。

　たとえば、地球の地面の大部分は花崗岩（御影石）で、海底の表面の大部分は玄武岩でできていますが、この両方の岩石に珪素が含まれています。つまり、地表の75％は酸素と珪素で構成されているのです。また、地球上の鉱物の4分の1は珪素を含んでおり、地球はまさに「珪素の大地」ということができるでしょう。

　珪素は英語では「シリコン」といいます。

　シリコンと聞くとアメリカ西海岸にあるシリコン・バレーを思い出す人も多いかもしれません。シリコン・バレーには世界に名だたる半導体メーカーやコンピュータ関連企業が数多くあることで有名です。シリコン、つまり珪素は半導体の代表的な素材として知られています。ちなみに、シリコンとはラテン語の「硬い石」という意味で、大昔から火打石として世界各地で使われてきました。

人間は年を取ると体内の珪素が少なくなっていく

人間の身体を構成する元素の約96％は、酸素、炭素、水素、窒素の四つでできています。そして残りの約４％を、珪素を含むミネラルの元素が占めています。珪素は細胞壁や血管をはじめ皮膚や骨、毛髪、骨など全身の組織に存在しています。

なかでも、人間の健康を損なうがんや細菌などが体内に侵入して来た際、それをやっつける働きをするリンパ腺にもっとも多く含まれています。

ところが人間は年を重ねていくうちに体内に珪素を蓄える力を失っていきます。その結果、身体の臓器や皮膚などにさまざまなトラブルを引き起こす原因となります。そういった意味で珪素は、**「健康と若さを保つ重要なミネラル」**といえるのです。

また、「命光合成」の源となる宇宙からの光も珪素と大きくかかわっています。宇宙から地球に届き人間に降り注ぐ光には、さまざまな種類があります。そのなかで「テラヘルツ」という超遠赤外線があります。

テラヘルツは光と電波の両方の性質を持ち、その振動数を見ると、生命活動の中心となっているたんぱく質などの有機高分子と共振します。つまりテラヘルツは人間の生命を支えるたんぱく質などに直接、作用し、活性化することが近年、証明されています。現在では、テラヘルツを利用したがん治療を行っている医学研究者もいます。

このようなことから「命の光」ともいわれるテラヘルツですが、珪素はテラヘルツを内部に吸収し、その後、外に向けて放射する働きもあるのです。地球上で現在、このテラヘルツを大量に吸収しているものとして、地球の深部で高温、高圧で結晶化した水晶石類や温泉水、鉱泉水、地中で生息する一般細菌類、植物の葉緑素、昆布やハマグリなどの海底で生息する生物などがあげられます。

ところで、このように人間が健康に生きていくうえで欠かすことのできない珪素ですが、地球上では珪素単体では存在していません。

珪素は酸素と結びついた状態の二酸化珪素（SiO_2）、または二酸化珪素によって構成される物質として存在しています。この二酸化珪素を英語でシリカと呼びます。地球上の石のなかでもっとも二酸化珪素を多く含むものが石英《せきえい》で、無色透明なものが水晶なのです。

水溶性珪素こそが人間の健康に直接作用する

シリカはあくまで鉱物なので、そのまま口に入れても、人体の細胞レベルで吸収されることはありません。最近では、ミネラルウォーターに珪素もしくはシリカが含まれていることを謳う製品も販売されています。しかし、気をつけないといけないのは、水分のなかにそれらがどのように含まれているかということです。

つまり、水分のなかに珪素もしくはシリカが鉱物の状態で入っているのではなく、**元素レベルで水中に溶け込んでいる必要がある**のです。そういった状態でないと、人体によい影響を与えるとはいえないからです。

では、身体にとてもよいとされる珪素を、私たちはどのように取り入れればよいのでしょうか？

その答えは、珪素を多く含む食品を日常の食事で摂ることです。それが難しい場合は、さまざまな野菜や果実などに含まれているポリフェノールやアントシアニン、イソフラボンなどの成分を含んだ機能性食品などもあります。これらを「ファイトケミカル」といいますが、その詳しい説明は第３章で行います。

そして、もう一つは水溶性珪素を含む水やサプリメントを摂ることです。

水溶性珪素については珪素の説明を行う第4章で詳しく述べていきますが、水溶性珪素はとても多くの特性を持っています。

たとえば優れた静菌性をはじめ、浸透性、浄化力、細胞の賦活性や消炎性によって、体を元気な状態に維持してくれます。また、それ以外にも農業用の肥料や家畜の飼料、さらには医薬品や健康食品など、農業、水産業、工業などのさまざまな産業で有用な素材として活用されています。

人間の肉体や感情を健全に保つためには珪素は欠かせない

人間はだれもが若く健康でいたいと願っています。しかし、老化から逃れる術はありません。老化のメカニズムはまだ解明されていませんが、重要なカギとなるのが身体の新陳代謝の機能です。今、この新陳代謝が機能に大きく関わっているとスポットライトを浴びているのが珪素にほかなりません。

言葉を変えれば、全身の臓器や器官の老化のスピードを遅くしてくれるのが珪素なのです。

若い人と老人の血管の細胞に含まれる珪素の量には差があります。当然、若い人のほうが多くなります。また、動脈硬化の人の血管の細胞内の珪素の量は、健康な人のわずか14分の1しかないという検査結果も出ています。

さらに、人間の感情や心の動きにも大きく珪素がかかわっているという報告もあります。つまり、珪素不足となると人間は精神が不安定になることもあるのです。

いずれにしても**人間の身体全体を健康にかつ若々しく保つためには、珪素が欠かせない**のです。

COLUMN

Dr.Kanno の腸の話①
腸内細菌でうつ病の治療が可能に？

みなさんは、「サイコバイオティクス」という腸内細菌の働きをご存じですか？ 腸内細菌が脳神経に働きかけ、精神状態に影響を及ぼしていることが確認されつつあります。この腸内細菌の働きを利用して、うつ病や不安障害などを治療していこうという研究で、マウスのうつ病にビフィズス菌が有効であったことがわかりました。

また、最近の研究論文で、腸内フローラが性格や心の状態に影響を与えることも報告されています。

さらに「腸内細菌は、住処を拡大するために人々が社交的である必要があり、そのために脳に働きかけるように進化したと説明する研究グループも。

腸内細菌と脳の研究は、今後ますます注目されることでしょう。

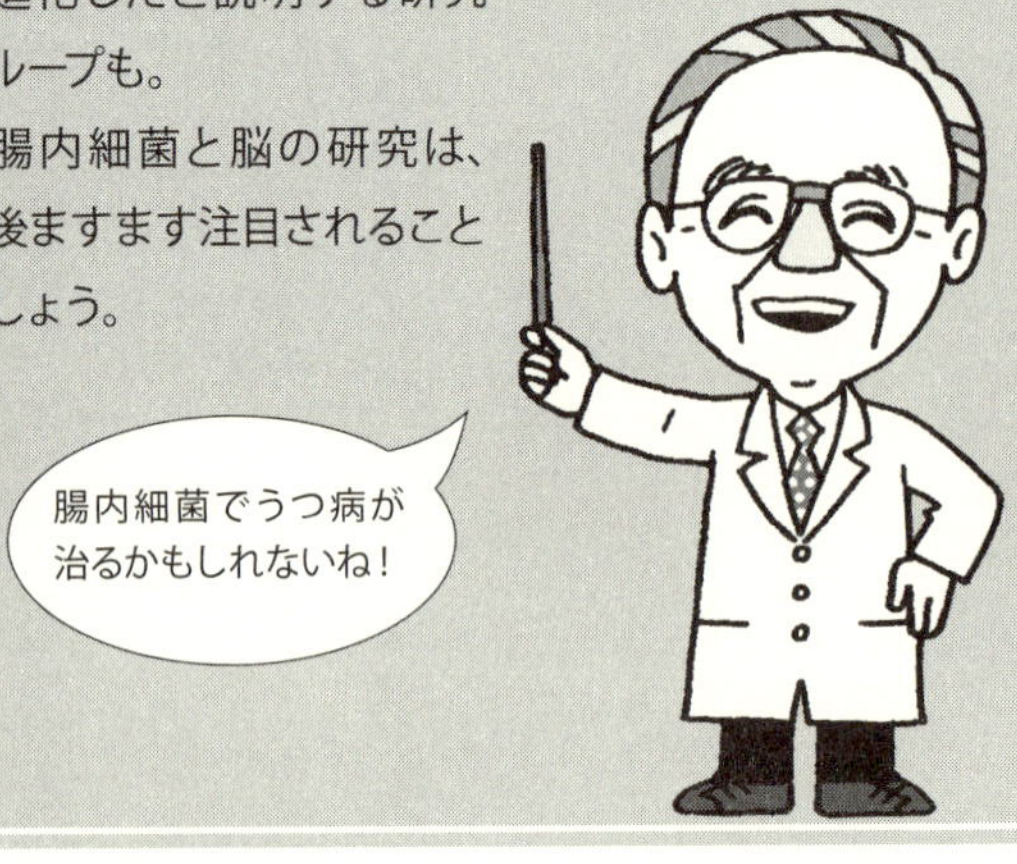

第2章

人はなぜ
病気になるのか?

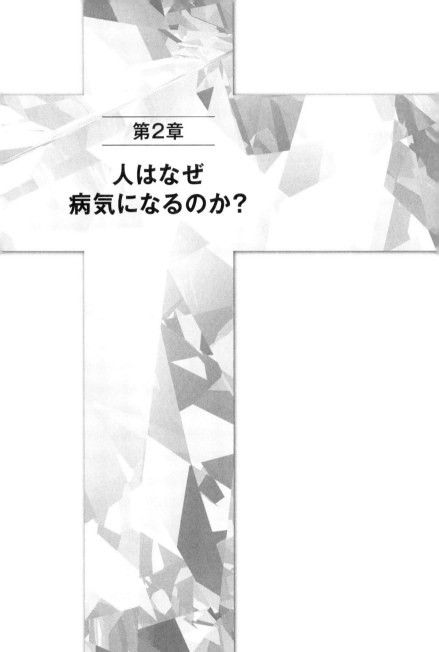

老化の原因とは？

そもそも、どうして人は年を取るにつれて老いたり、さらには病気になるのでしょうか？

たとえば、果物は採れたてのころはみずみずしく色艶もよく美味しいですが、時間がたつにつれて皮や果肉の色が変わり味もおちてしまいます。これは果物が空気中の酸素に触れて化学反応が起こり、酸化するからです。

じつは**人間の体内でも同じことが起こっている**のです。人は毎日、空気中の酸素を体内に取り入れて生きています。酸素には体内にある約60兆個もの細胞が代謝（毒素を出して栄養を入れること）することを促進させる働きがあります。

しかし、その過程で体内に化学的に不安定な状態の酸素も生まれます。それが**「活性酸素」**と呼ばれるものです。

活性酸素は通常の酸素分子に比べ化学的に不安定な状態で、体内の近くにある分子や化学物質を攻撃します。すると攻撃された分子はダメージを受けて変化してしまいます。こうした反応が体内で起きることで、身体のさまざまな部分がさびつき老化した状態になっ

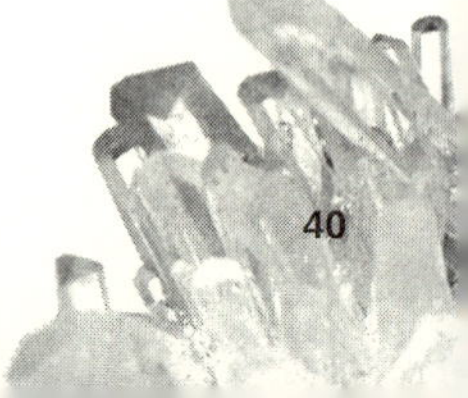

てしまうのです。

なかでも、人の身体の隅々まで張り巡らされている毛細血管の全長は約10万km、なんと地球3周弱もの長さがあるといわれています。毛細血管は、体内の各細胞の代謝をスムーズに行っていますが、髪の毛の10分の1以下の細さしかない毛細血管は年齢とともに詰まりやすくなってしまいます。

その原因の一つに活性酸素が大きくかかわっています。つまり、**毛細血管が活性酸素によってさびつくことで老化がどんどん進んでいく**のです。

活性酸素が、さまざまな病気の原因に

人は生まれて死ぬまでずっと酸素を体内に取り入れる必要があります。しかし、生まれてから30代くらいまでは、人は体内で発生した活性酸素を自然に取り除くパワーが強いのですが、40代になるとその力が急激に落ち、活性酸素が体内にどんどん溜まってしまいます。つまり、そのくらいの年齢から老化のスピードが、一気に速くなってしまうのです。

また、活性酸素は、紫外線やストレス、飲酒、喫煙、電磁波などといった外からの有害

玉手箱の中の煙は活性酸素⁉

おとぎ草子のなかの「浦島太郎」。太郎が竜宮城からもらってきた玉手箱を開けると、白い煙が立ちます。この煙は「活性酸素」ではないでしょうか。だから、活性酸素を浴びた太郎は老人になってしまったのです。

活性酸素を体内で増やさないためには、珪素の力が欠かせません。珪素が体内で活性酸素ではない水素を多く作り出すことで活性酸素の力を弱めてくれます。

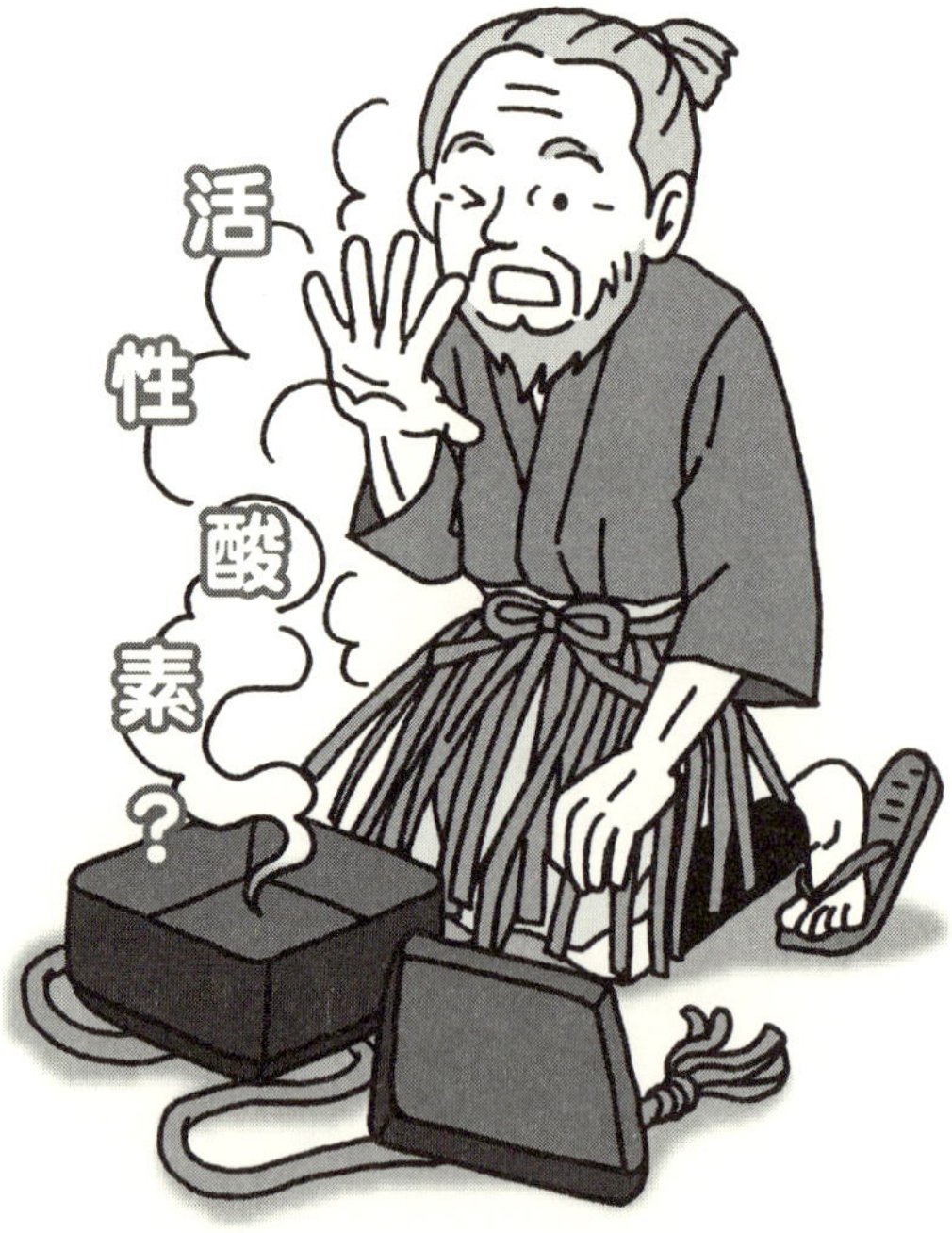

な刺激によってどんどん増えていきます。日常生活のなかでは、たとえばトイレの脱臭装置のオゾンや殺菌灯などが活性酸素を発生させるといわれています。

活性酸素は老化の原因だけではなく、がんや心臓病、脳卒中、糖尿病といった四大疾病にも大きな影響を与えていることもわかっています。また、最近ではアルツハイマーや認知症なども活性酸素が主要な原因物質だといわれているのです。

では、活性酸素から身を守るにはどうすればよいのでしょうか？

もともと人間はだれもが抗酸化酵素を体内に持っています。しかし、これは加齢とともにどんどん減っていきます。そのため、外から抗酸化物質を摂ることがとても重要になってきます。

この抗酸化物質のほとんどは植物性の食品に多く含まれています。つまり、**植物に含まれている抗酸化作用の強い化合物を毎日の食事で取り入れることが重要**です。これらの化合物を**「ファイトケミカル」**と呼びます。ファイトケミカルについては第3章で詳しく説明していきます。

図2　活性酸素を増減させる要因

減少

げん	…玄米、玄麦
き	…きのこ類
で	…でんぷん類
す	…酢
こ	…ゴマ（セサミン）エゴマ油、アマニ油、大豆油（レシチン）
や	…野菜類
か	…海藻類
だ	…大豆類
よ	…ヨーグルト類

増加

ストレス
タバコ
多量アルコール
肉食過多
脂肪過多
放射線
紫外線
環境汚染
加工食品

がんが発生するメカニズム

人間の身体を形成する約60兆個もの細胞は、古くなったものは死を迎え、新たな細胞が生まれます。新たな細胞が生まれるのは、細胞内の遺伝子にあらかじめプログラミングされた代謝のシステムが働くからです。

ところが、何らかの原因により、細胞が猛烈なスピードで勝手に分裂し始めることがあります。こういった細胞群は周囲の正常な細胞を破壊しながらどんどん広がっていき、やがて強い増殖能力を備えた悪性の細胞組織を形作ります。これこそががんの正体です。

正常な細胞ががん化する原因は、活性酸素や発がん物質によって細胞内の遺伝子が傷つくからと考えられています。

人間の細胞内には約８万個の遺伝子があるといわれ、これらにはがん遺伝子や、逆にがんを抑えるがん抑制遺伝子が含まれています。この遺伝子たちが傷つくと正常な細胞をがん細胞へと変化させたり、がん抑制遺伝子が働かなくなり、がん細胞を抑制することができなくなります。

がん細胞は一度発生すると爆発的な勢いで増えはじめ、周囲の細胞を破壊し、さらには血管やリンパ管を通って他の部位に転移していきます。

がん細胞は毎日、生まれている

がん細胞が生まれる原因の一つに活性酸素があることは前で説明しましたが、それ以外にも数多くの発がん性物質が私たちの周りにはたくさんあります。

放射能をはじめタバコやアルコール、大量の塩分、自動車の排気ガス、各種食品に含まれる残留農薬や添加物、強い紫外線などなど数多くあります。私たちはそういった危険物に身をさらしながら毎日をすごしています。

ところで人の細胞は分裂する際、遺伝子をコピーしますが、その際、それが完璧に行われることはなく、常に傷ついた遺伝子も生まれています。傷ついた遺伝子は人が健康に生きていくのに危険なので、それを修復しようとする働きも始まります。

しかし、それが完璧に行われることは不可能で、それによりがん細胞が生まれるのです。つまり、人はだれもががん細胞を体内に持っているのです。一説では1日に3～6千ものがん細胞が体内で生まれているといわれています。

ところが、すべての人ががんに罹るわけではありません。ここで**重要になってくるのが、人間が生まれながらにして持っている免疫力**です。免疫については第3章で詳しく説明しますが、がんや外敵などから自分の身体を守るパワーが免疫力なのです。

日本でなぜ、がん患者が増え続けているのか？

国立がん研究センターでは、毎年、日本国内でさまざまながんに罹った患者数と死亡者数の統計を取っています。

それを見ると、がんに罹る患者数や死亡者数は年々、増加しています。同研究センターによると、日本でがんに罹る患者数は約１００万人で（男性・約58万人、女性・約43万人）、亡くなる人は約37万人（男性・約22万人、女性・約15万人）という予測が出されています（２０１６年のがん統計予測より）。

なお、がんで亡くなる方は、団塊の世代が80代後半になる２０３０〜２０３５年くらいまでは今後も増加していくという予測もあります。

これを欧米先進国の数字と比較してみると、驚くことに**日本以外の国々ではがんによる死亡者数は減少傾向にあるのに、日本だけが増加し続けている**のです。現在では日本国民の2人にひとりががんに罹り、3人にひとりが亡くなるというのが現状です。

がん患者増加の原因は食生活にあり

では、なぜ日本でがん患者が増加し続けているのでしょうか?

その大きな原因として、まず**日本全体の高齢化**があげられます。さらには**日本人全体の食生活の変化**がとても大きな原因となっているのです。

アメリカでは、1970代後半ごろからがんなどに罹る患者数が増え、国会の財政を圧迫していることが大きな社会問題となりました。そこで当時のアメリカ政府は、国民の栄養と病気の関係を調査し、その結果、がんは薬や手術といった治療に頼るより、毎日の食事の内容を改善することがいちばん効果的であることを突き止めました。

そして1977年に「マクバガン・レポート」が発表され全米中で大きな注目を集めました。レポートでは、がんや心臓病、脳卒中などの病気は薬などでは治らない、毎日の肉食中心の食生活をあらためることがもっとも重要だと説いたのです。

その後、アメリカでは国をあげて国民の食生活改善を続けました。その結果、1972年以降、それまで増え続けていたがんによる死亡者数が減少し始めたのです。

さらにアメリカでの食生活改善の研究は進み、1990年にはアメリカ国立がん研究所が「デザイナーフーズ・プロジェクト」をはじめ、野菜や果物、穀類、海藻類といったさまざまな植物性食品ががんの予防にどれだけ有効かを調べ、植物性食品に含まれる化学物質のうち、がん予防効果の高いものを**「デザイナーフーズ」**として発表しました。

がんや成人病予防にもっとも大切な事

がんはとても怖い病気です。日本ではここ何十年もの間、病気による死因のトップはさまざまながんです。しかも、それは年を追うごとに増加傾向にあります。

かつて日本でもっとも多いがんは胃がんでした。ところが現在では、肺がんや乳がん大腸がんなどが増えています。さらに特徴的なこととして、30代女性の乳がんをはじめとする各種がんの発症率が上がっているのです。

図3　がんに効く食品ピラミッド

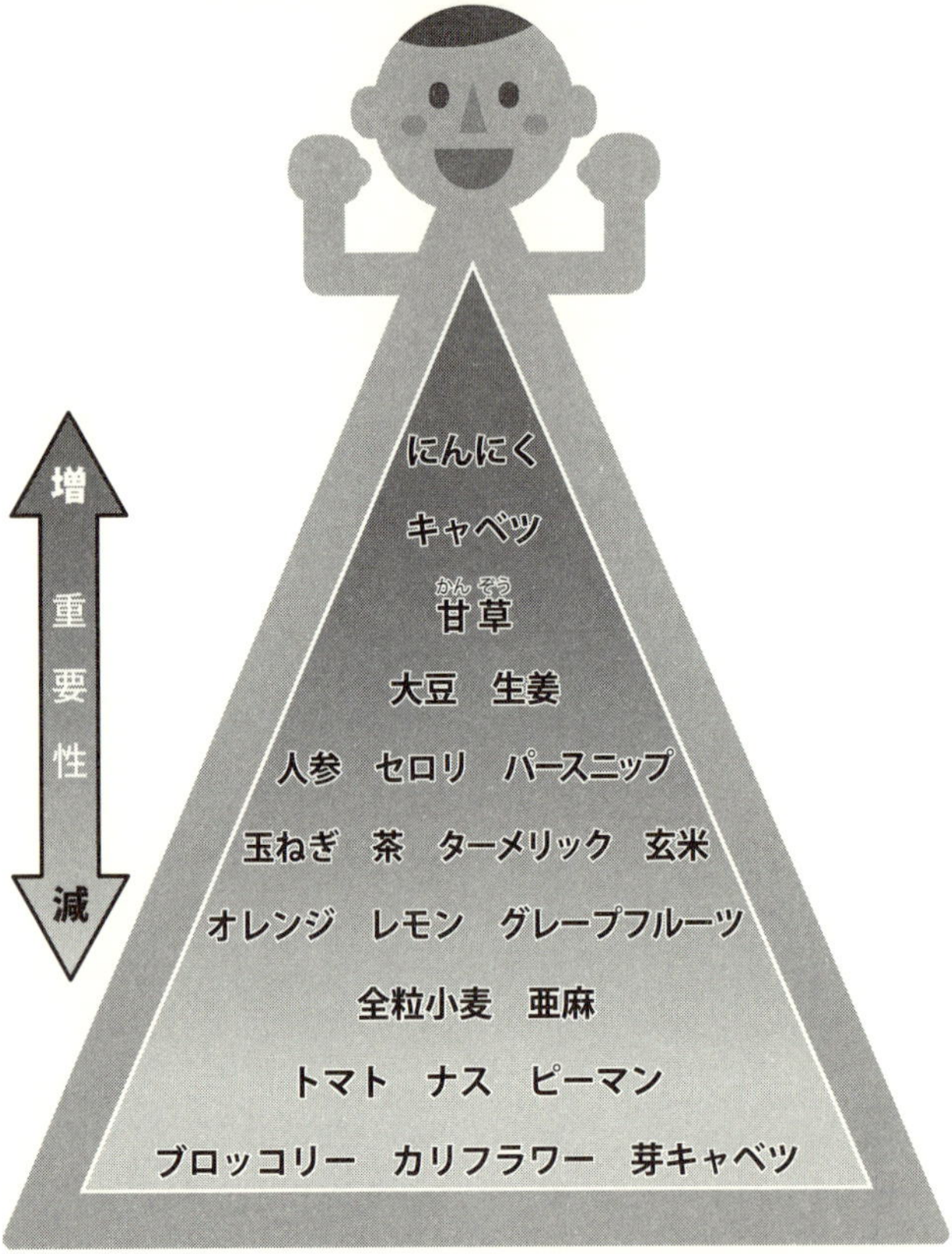

＊がんを予防するには、各食材に含まれる抗酸化力や免疫増強力が高いほど効果がある。それをデザイナーフーズのピラミッドで表している。なお、アメリカではあまりなじみのないしいたけ類は含まれていないが、その効果がとても高いことが実証されている。

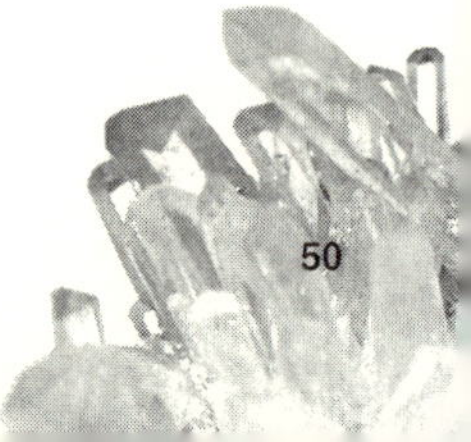

日本ではその治療法は、手術、抗がん剤の投与、放射線治療の三大治療がメインの治療法です。しかし、それらだけがもっとも効果的かというと、私には大きな疑問があります。

私は、そこで長い臨床経験から、「自然免疫療法」を考えました。

その中身についてはは後で詳しく説明しますが、

①毎日の食生活
②毎日の生活リズムの改善
③常に心を安定させストレスを貯めず毎日を幸せに暮らすこと

この三つがとても重要だと私は確信しています。

この三つは、がんをはじめ心臓病、脳卒中、糖尿病といった四大疾病の防止に大きな力を発揮してくれます。また、これらの病気に大きくかかわる活性酸素の低減にもつながっているのです。

「8大発がん物質」を入れない、持ち込まない、使わない

毎日の生活で、がんにならないための予防策は、食生活の改善が第一ですが、それ以外にもたくさんあります。発がん物質八つを表にまとめました。（54ページ参照）これらを**毎日の生活から遠ざけ、これらの火種を身体に、入れない、持ち込まない、使わないこと**です。これは核兵器に関する「非核三原則」と同じです。

また、日々の食生活では、禁酒、禁煙、禁肉の「三禁交代」を守り食物繊維を多く含む食品を取ることを心がけることです。このなかで禁肉ということを完全にまっとうすることは大変なことです。だから、なるべく肉食を減らす方向で日々の食生活を改めるという意識が大切になってきます。

そのモデルとなるのが日本食（和食）です。昭和60年代くらいまでの日本は、まだまだ社会全体が貧しく肉よりも野菜や魚を多く食べていました。

また、加工食品なども少なく、多くの家庭では「おふくろの味」が何よりのごちそうでした。そういった食生活を送っていた当時の日本人は、現在と比べがんに罹る人の数はと

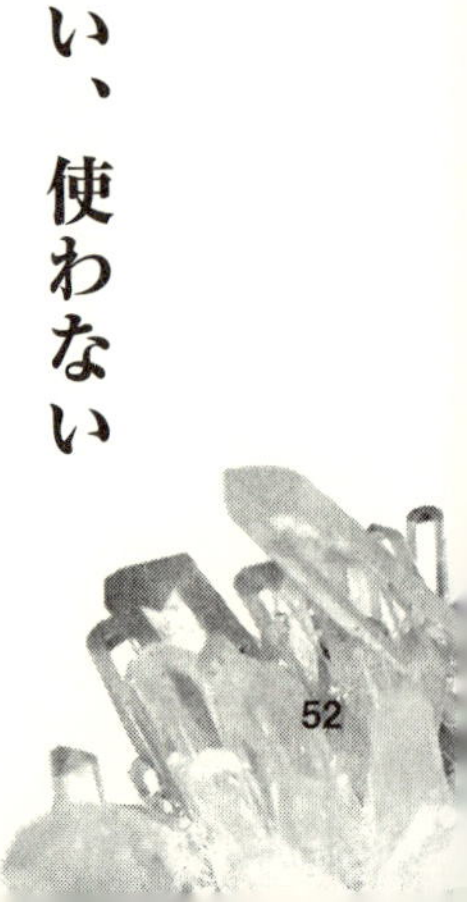

ても少なかったのです。だから、**がんに罹らないために、私たち日本人は今一度、野菜中心のかつての食生活に戻るべき**なのです。

肉を食べ続けると胃が腐る!?

人間の内臓は「五臓六腑《ごぞうろっぷ》」という臓器から成り立っています。それらの臓器は細胞がピッチリと詰まってできています。なかでも胃や腸の袋状のものを「腑」と考えてください。そして、この「府」という漢字の下に「肉」を付け加えると、「腐」という漢字になります。つまり、「腐る」ことになります。

胃のなかに入った肉類は腐ると、ニトロソアミンという発がん物質に変化します。また、焼き肉はヘテロサイクリックアミンという発がん物質になります。だから、肉類を食べる量が多い人はがんに罹りやすい体質となるのです。

現在日本人の食生活は、「飽食の時代」といわれていますが、私にいわせると「崩食の時代」と呼びたいほどです。加工肉はまさにその代表的なものです。

たとえば、今の子どもたちの大好きなモノを並べてみると、「オカサンヤスメハ（ハ）

図4　8大発がん物質

1 タバコ
ベンツピレン＝全てのがんに関与

2 ダイオキシン
（公害汚染物質）

3 排気ガス
（公害汚染物質）

4 焼　肉
ニトロソアミン、ヘテロサイクリックアミン＝胃がん、大腸がん

5 日照り
＝皮膚がん

6 火の車
（ストレス）

7 火遊び
パピローマウイルス
＝子宮頸がん

8 熱　燗
＝口腔がん、食道がん
胃・大腸がん

これらの火種を身体に
- **入れない**
- **持ち込まない**
- **使わない**

非核三原則と同じ！

三禁交代

禁酒
禁煙
禁肉

→

精進料理

日本食（和食）
禅食、薬膳料理
懐石料理、京料理
菜食玄米食

キトク」オムレツ、カレー、サンドイッチ、ヤキソバ、スパゲティ、目玉焼き、ハンバーグ、餃子、トースト、クリームスープなどがあります。このどれもが、ほとんど肉と脂肪分でできており、野菜が少ない。こういった食生活を子どものころからずっと続けていると、胃や腸に毒素が蓄積されがんに罹りやすい体質になってしまうのです。

かつて熊本大学医学部教授だった前田浩博士が、赤身の肉と酸化した脂質を混ぜて、生物の遺伝子にどのような影響を与えるのか実験を行いました。すると、赤身の肉に多く含まれるヘムという物質と酸化した脂質が反応することにより、遺伝子を傷つける物質が数多くできることを発見しました。

つまり、**過度の肉食によって人の遺伝子は傷つけられ、それにより、胃がんや大腸がんの原因となる発がん物質や腐敗毒が多く作られる**ことがわかったのです。

植物の葉緑素が人間の血を作る

では、なぜ野菜が人間の健康にとって重要な働きをしてくれるのでしょうか？

植物のなかでも緑黄色野菜には葉緑素が多く含まれています。葉緑素（クロロフィル）

図5　子どもが好きな食べ物

（お母さん休め、母危篤）

オ	…オムライス
カ	…カレー
サン	…サンドイッチ
ヤ	…焼きそば
ス	…スパゲッティ
メ	…目玉焼き
ハ（ハ）	…ハンバーグ
キ	…餃子
ト	…トースト
ク	…クリームスープ

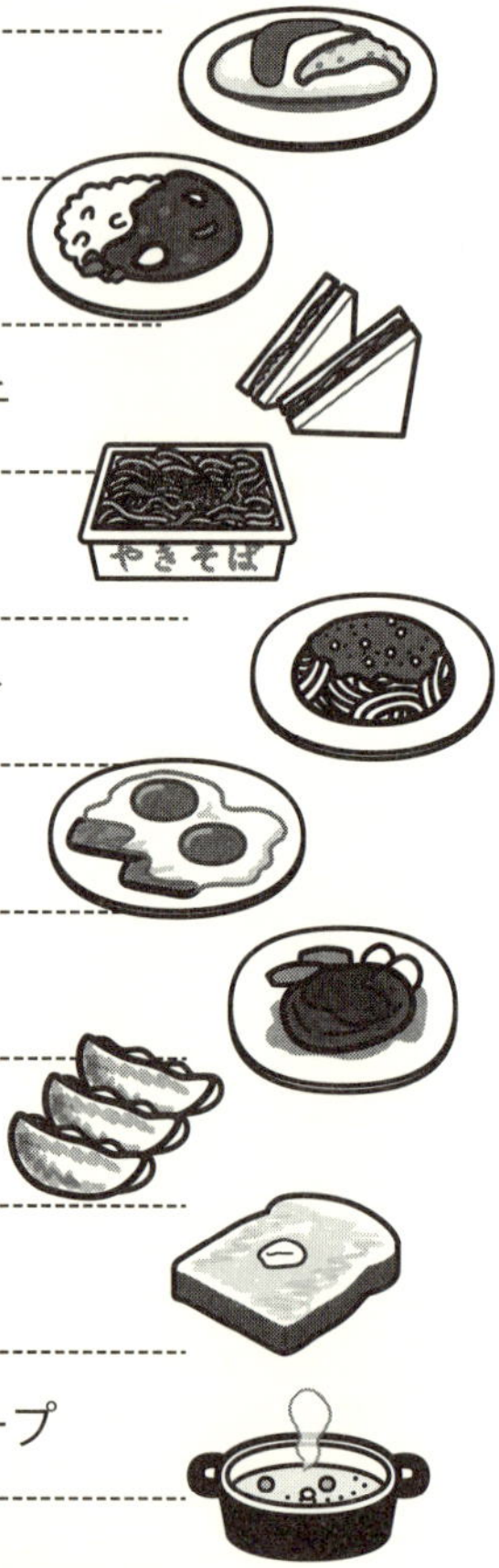

これらは肉と脂肪

（野菜なし）

とは植物の細胞のなかにある緑色の色素です。

植物は、太陽の光と空気中の二酸化炭素から炭水化物を創り出し、それを栄養分として成長していきます。植物は光合成を行い栄養分を得ているのです。光合成を行うのに重要な役割を担うのが葉緑素です。

この葉緑素の構造と人間の血液を作るヘモグロビンの化学構造を比べてみると、ほぼ同じ構造となっているのです。唯一の違いは、ヘモグロビンはその中心に鉄分があるのに対し、葉緑素の中心にマグネシウムがあるということです。

つまり、**葉緑素を多く体内に取り入れることで、私たち人間は体内でヘモグロビンを多く作り出すことができる**のです。また、植物性の食物にはがん細胞が生まれる大きな原因となる傷ついた遺伝子を減らす効果もあります。

食物繊維を多く摂り健康を維持しよう

さらに見逃せないのが各種野菜や果物、そして海藻類やきのこ類などには食物繊維がたくさん含まれていることです。肉類や魚介類、卵類などには食物繊維は含まれていません。

ひと昔前まで食物繊維が人間の身体に及ぼす影響について、あまり研究が進んでいませんでしたが、ここ十数年の間にその効果が次々と明らかになりました。

なかでも、腸の内部に無数に生息しているさまざまな腸内細菌に影響を及ぼし、それが最終的には人間の健康を左右することがわかっています。

また、**食物繊維には珪素がとても多く含まれており、人間が健康に暮らすうえで欠かすことのできない食品**なのです。

現代の日本の食生活では、食物繊維が不足しています。食物繊維のうち、善玉菌のエサになるのは水溶性のみです。

日本人の食物繊維の摂取量は、男性14・5g／20g目標、女性14g／18g目標です。このうち水溶性はわずかに3g程度。腸内細菌のエサまで足りてはいないのです。

食物繊維が、どのように健康によい影響を与えているかについても第3章で詳しく説明していきます。

「十字架の野菜」を食べると健康になれる

多くの緑黄色野菜のなかでも、キャベツをはじめブロッコリ、カリフラワー、芽キャベツ、カブ、わさびなどの野菜はアブラナ科に属します。

これらの野菜はカタチや味も異なりますが、4枚の花びらが十字架のように開いて成長することから、アメリカでは**「十字架の野菜、身代わりの野菜」**と呼ばれています。

前に説明したデザイナーフーズのなかにアブラナ科に属する野菜が数多くあります。アメリカでは以前からこのアブラナ科の野菜の持つパワーが注目され研究が盛んに行われました。その結果、これらには抗酸化作用がとても強く、発がん物質から人間を身代わりとなって守ってくれる成分がとても多く含まれていることがわかっています。

なかでも発がん物質を解毒する酵素を増強する力が強く、胃がんや大腸がんを抑制することや、女性ホルモンであるエストロゲンの働きを適正にして、その結果、乳がんの発生を低くすること、さらには前立腺がんに罹りにくくする作用も認められています。

図6　植物中心の食事による３つの効果

走…血液を浄化し血のめぐりをサラサラにする効果

攻…がんを攻撃する細胞（リンパ球やナチュラルキラー細胞〈ＮＫ細胞〉を強化する効果

守…強力な抗酸化作用により、活性酸素の毒素を分解して排泄する効果

植物中心の食生活の「走・攻・守」

日本人が肉を中心とする食生活になる前は、伝統食のおふくろの味、野菜中心の食生活を送っていました。野菜といっても何も野菜ばかり食べていたのではありません。玄米をはじめとする穀物類や豆類、ゴマ類などを多く食べていたのです。

こういった**植物中心の食生活に変えると、「走・攻・守」の三つにわたる効果が期待できます。**野菜類には動脈硬化を引き起こすコレステロールなどが含まれていません。

毎日の生活を規則正しくして健康に

がんなどの成人病を予防するのに、ここまで毎日の食生活の改善が必要と述べてきましたが、**毎日の生活の改善もとても重要**です。人間は本来のリズムで一日の生活を送ることで健康な暮らしを得ることができます。

しかし、現代社会は生活リズムがどんどん夜型に移行しています。これは健康にとってよくありません。早寝早起きは健康にとってとても重要ですが、それに加えて、適正な時間帯に眠り、必要な睡眠時間を取ることが大切です。

睡眠には眠りの浅い状態のレム睡眠と深い眠りのノンレム睡眠があり、私たちは睡眠中、それを繰り返しています。そして人は深い眠りのときに成長ホルモンが活発化します。成長ホルモンとは、文字通り幼児期から成長期にかけて身体の成長（たとえば身長を伸ばす）を促進します。また、大人になってからは疲労やケガからの回復を促してくれます。

つまり、**成長ホルモンは、病気への抵抗力をつけ、生活習慣病の予防やさらにはアンチエイジングの促進もしてくれる**のです。

一方、人間の体内時計はいつ寝ようがいつ起きようが、一日のうち、各種ホルモンやが

図7　体内時計と免疫力の関係

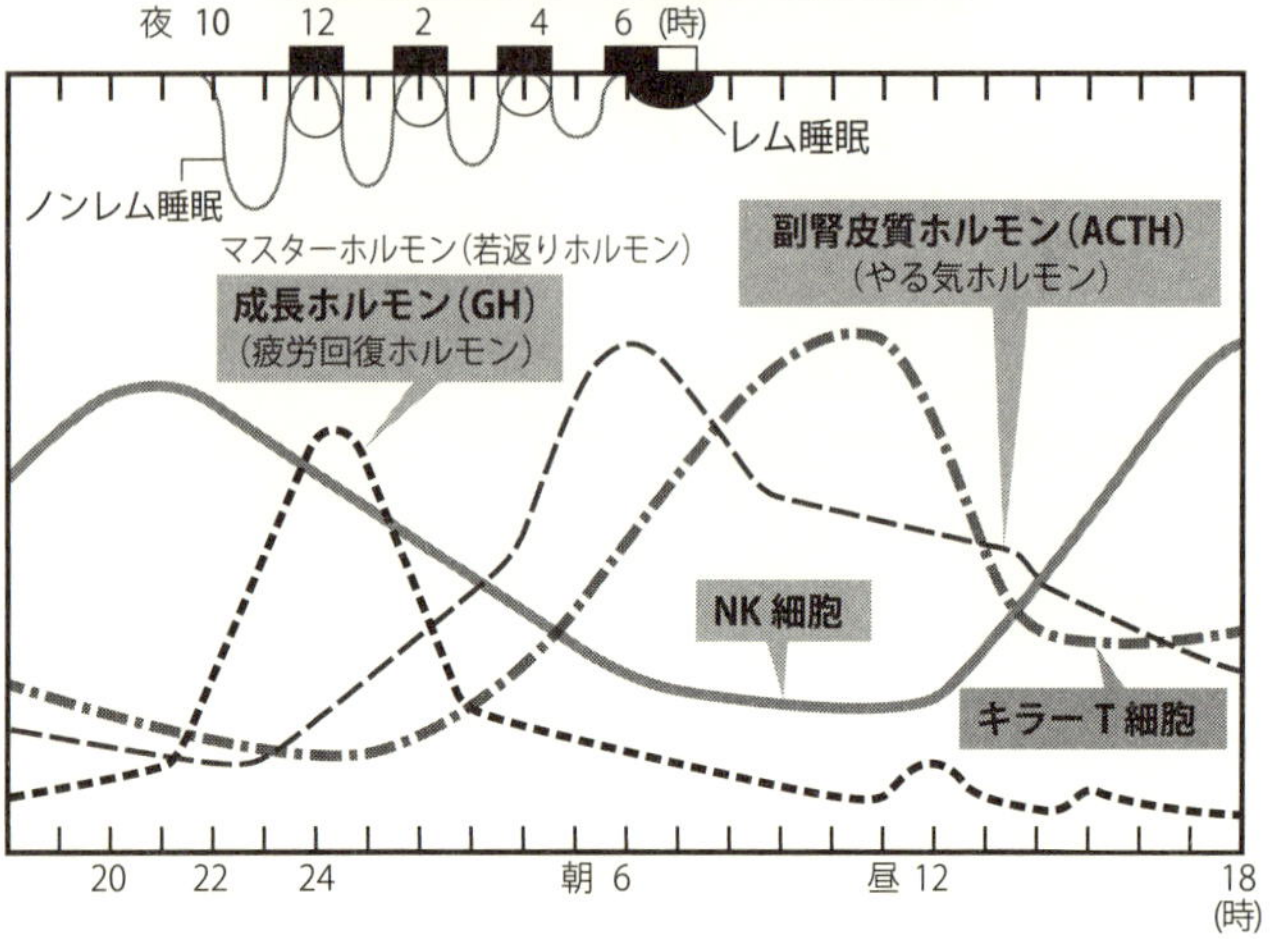

ん細胞をやっつけてくれる免疫細胞たちが活発になる時間は決まっています。

つまり、人間は本来、「寝る時間」と「活動する時間」に適した時間帯が決まっているので、その体内時計に合わせた生活を送ることが健康にとてもよいのです。

「快」人七面相で心身ともに健康にする

図にもあるように人間は夜の10時から12時にかけて一気に成長ホルモンが活発化します。しかし、その後は徐々に活動は弱くなります。

つまり、この時間帯は身体を休めるのにもっとも適しており、夜10時から12時にかけて深い眠りのノンレム睡眠を行うことで、一日の疲労を一気に取り除くことができます。肉体的な疲労は休息を取ったり栄養補給をすることでいくらか回復できますが、精神的な疲労は睡眠をきちんと取らないと回復はできません。

だから、**一番疲労が取れる時間帯に深い眠りにつき、身体が活発化し始める時間帯に起きること**が、健康的な生活を送るのに欠かせません。

また、朝の6時前後から、身体の働きを調整してくれる副腎皮質ホルモン（やる気ホルモン）が多く分泌されます。そして、午前から午後にかけてはがん細胞などをやっつける各種細胞が活発化します。ですから夜の10時前後には布団に入り翌朝6時に起きて活動を始めるのがベストです。

睡眠時間は長くても短くてもよくありません。7〜8時間程度がもっとも適正な睡眠時

図8 「快」人七面相

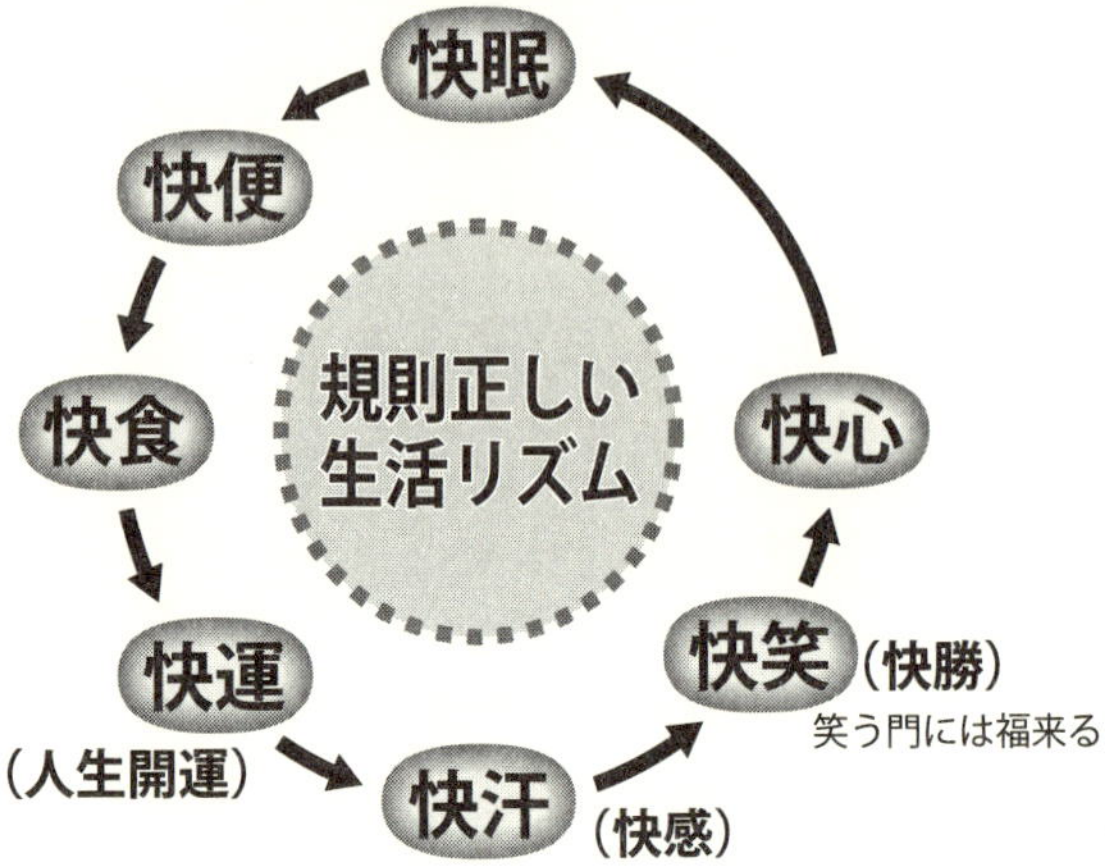

間と考えられています。

規則正しい生活リズムを送るには、**快眠、快便、快食、快運、快汗、快笑、快心の七つを常に心がける**ことがもっとも重要となります。

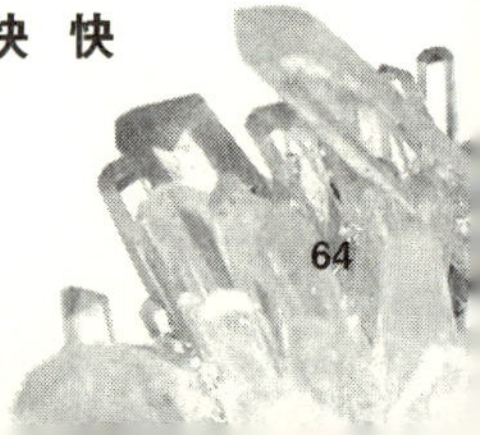

「心の養生」とは？

私たちが、いくつになっても健康な毎日を送るためにもっとも大切なことは、**自分自身の自然治癒力を高めること**です。人間には生まれながらにして、自分自身で病気と闘える自然治癒力が備わっており、この力をフルに発揮できる生き方をしていれば、がんやさまざまな生活習慣病を撃退することもできるのです。

本書で何度も触れますが、私が提唱し臨床の場で実践してきた「自然免疫療法」の根本はこれにつきます。その実践方法は、第3章で詳しく説明をしている「食の養生」、さらには第2章で詳しい説明をした「生活養生」があります。

そしてこれから説明する「心の養生」もその一つです。

「食の養生」と「生活養生」、さらには「心の養生」、この三つを毎日きちんと実践していれば、人間の寿命は百二十歳まで延ばすことが可能なのです。

ストレスを感じると交感神経が盛んに働く

「心の養生」とは、毎日の生活からストレスをなるべくなくし、心穏やかな気持ちで日々を過ごすことにほかなりません。

「ストレスは万病のもと」とよくいわれますが、まさにその通りです。忙しすぎる仕事、睡眠不足、人間関係、パソコンやスマホ（携帯電話）の使い過ぎ……、私たちはさまざまなストレスにさらされて生活をしています。

ストレスの要因が、知らず知らずのうちに私たちの身体や心に負担をかけ、それが「歪み」となり、身体や精神の不調を引き起こします。

人間はストレスを感じると、無意識のうちに心拍数が増え、血圧が上昇し、筋肉が縮こまり、血糖値が上がり、目の瞳孔が広がるなどといった身体的な変化が起こります。

これは私たちの意思とは関係なく働いている自律神経が、さまざまなストレスに反応しているからです。

自律神経には交感神経と副交感神経の二つがあります。このうち、人間が起きて活動しているとき、さらには緊張したり興奮したとき、つまりストレスを感じたときに働くのが交感神経です。

一方、休息をしている時やリラックスをしているとき、さらには眠っているときに働くのが副交感神経です。人間が生きている限り、この二つはシーソーのように交互に働いているのです。

怒りや恐れは自然治癒力のパワーを弱める

ストレスを感じると脳内でドーパミンという化学物質が放出され、それによりノルアドレナリンが作られます。ノルアドレナリンは腎臓の上部にある副腎に達し、そこでアドレナリンが作られます。

アドレナリンは肉体を活性化し、体内に酸素を多く取り込み集中力などを高める働きをしますが、一方でイライラしたり怒りといった感情の元となります。また、ノルアドレナリンには攻撃性を高めたり恐怖感を増すといった作用があります。

つまり、大きなストレスに長い時間さらされていると、アドレナリンやノルアドレナリンが長時間体内に放出され、その結果、体内では交感神経が副交感神経より活発に活動することになり、この二つの神経バランスが崩れてしまいます。

そういった状態が長く続くと、がんなどの病気に自ら立ち向かう免疫システムの働きがダウンしてしまい、私たちが持っている自然治癒力が極端に落ちるのです。

なお、ドーパミンやノルアドレナリンなどは脳内から発せられる物質なので一般的には「神経伝達物質」と呼ばれています。一方、アドレナリンは主に副じんで作られるのでホルモン物質とみなされていますが、両方とも化学物質です。

これまでは、この二つは別のものとして区別されていましたが、神経伝達物質とホルモン物質の活動を見ると同じような動きをすることから、現在ではこの二つはほぼ同じものと考えてもよいとする見方が広まりつつあります。

脳内でα波を発生させて免疫力を高める

体内にがん細胞が増え始めたら、何より体内の免疫システムが十分な活動を開始し、リンパ球内にある免疫細胞が増え続けるがん細胞を攻撃、死滅させる必要があります。

つまり、がんを予防したり、もしがんに罹った場合でも、免疫細胞の活動を何より活発にすることです。そのためには、交感神経の働きを抑え、副交感神経より活発にさせる環境づくりが重要です。そのためには、**精神が安定した毎日を送る必要があります**。だから、ストレスが溜まっていると感じたら、なるべくリラックスできる状態にすることが健康につながるのです。

交感神経の過剰な働きを押さえ副交感神経が活動を開始すると、脳内にα波が発生します。α波はストレスを鎮める働きをしてくれます。

発生したα波は、脳内に張りめぐらされているA10神経と呼ばれる神経細胞によい効果を及ぼします。

A10神経は人間の喜怒哀楽といった感情の源をつかさどる働きをしていますが、α波によって感情を鎮める方向に働くようになります。その結果、身体全体で外敵と戦う免疫力がアップするのです。

α波を多く脳内で発生させるには、リラックスした状態でゆっくりと腹式呼吸を行うと、より効果があります。α波は脳内を刺激し前に触れたドーパミンを放出します。ドーパミンはやる気を産み出し、同時に集中力を増す力を持つ「快感ホルモン」です。

同時にα波はエンドルフィンという「幸せホルモン」も体内に向かって放出します。エンドルフィンはストレス解消に効果を発揮してくれるので、別名、「癒しのホルモン」とも呼ばれています。

脳の中心部にある松果体は一日の生活リズムをつかさどる

ところで、人間の脳の内部を詳しく見てみると、その中心部に間脳と呼ばれる器官があります。その間脳の中心部にあるのが松果体です。松果体の形状は松の実に似ており、グリンピース一粒くらいの大きさです。

松果体は睡眠を促すメラトニンというホルモンを分泌しています。メラトニンは、人間の一日の生活リズムを上手に調整し、交感神経と副交感神経のバランスを取ってくれています。

また、渡り鳥たちは、季節ごとに長い距離を移動した後、再び元の場所に戻ってきますが、それは、渡り鳥たちの脳内にある松果体の働きによると考えられています。つまり、松果体には方向感覚をつかさどる働きもあるのです。

さらには、松果体は人間の直感やインスピレーションなどといった「第六感」にかかわっている器官ではないかともいわれています。こういった不思議な働きをする**松果体を構成する成分が珪素**であることは見逃せません。

扁桃体、下垂体、海馬体などの働き

一方、松果体の下には扁桃体というアーモンドのような形をした器官があります。偏桃体は、人間の記憶のなかで古い記憶を留める器官であり、さらには人間の感情のなかで快不快を判断し心の動きをコントロールしています。

そして、扁桃体の下には下垂体があります。下垂体からは人間の成長を促す成長ホルモンをはじめ、人間が生きていくうえで欠かせないさまざまなホルモンを分泌しています。

つまり、松果体、扁桃体、下垂体の三つは人間の本能をつかさどる器官ということができます。

また、扁桃体の左右の横一線にはそれぞれ一対ずつ海馬体と乳頭体があります。海馬体とは人間の比較的新しい記憶をとどめる器官で、海馬体の働きが弱まると認知症を発症してしまいます。乳頭体の明らかな働きはまだあまり解明されていませんが、心や意志の働く前頭葉に関連づけているのです。海馬体と関連して人間の意識に関する働きをすると考えられています。

脳内にあるシリカ十字星は珪素に反応する

松果体から扁桃体、下垂体を縦線とし、扁桃体の左右にある海馬体と乳頭体を横線と考え、それらをおのおの結ぶと、まさしく十字架の形になります。

これを私は「シリカ十字星」と呼んでいます。というのも、松果体をはじめこれらの器官の組織を構成している成分が珪素（シリカ）だからです。

シリカ十字星を構成する脳内のそれぞれの器官は、私たち人間に生きる希望と勇気を与えてくれており、「心の養生」に欠かすことができない、さまざまな働きをしてくれるとても重要な器官です。

これらの器官はすべて珪素で構成されていますが、残念なことに人間は年齢を重ねると珪素を体内で自ら作り出す力が衰えてしまいます。そうなると、これらの器官の活動力は落ちてしまいます。

そこで、体外からいろいろな方法で珪素を十分に取り入れることが「心の養生」には必要不可欠となります。いくつになっても珪素が十分に取り入れられていれば、人間はいつまでも健康でいられるのです。

さらに、第1章で説明した宇宙から降り注ぐテラヘルツは、まさにこの「シリカ十字星」に直接作用します。これらの器官は珪素に敏感に反応し、より活発に活動を始めます。つまり体内のさまざまな器官のなかで宇宙エネルギーにもっともよく反応する場所なのです。

ところで、「体」という漢字は、昔は「體」と書かれていました。つまり、体とは、骨が豊かということを意味しています。これはつまり、珪素が体に豊かにあるということにほかならないのです。

人間の骨は珪素で丈夫に作られていることは後でも説明しますが、丈夫な骨格を作るには、珪素がカルシウムより重要であることは海外の研究所で発表されています。

人間の心を幸せに、かつ軽やかにしてくれるホルモン

脳を活性化する生活を送っていると、いつまでも若々しく病気にもかかりにくくなります。その源となるのが、さまざまなホルモン物質です。

先ほど「幸せホルモン」だと紹介したエンドルフィンのうち、β-エンドルフィンは、痛みや苦しみを鎮める効果があります。さらに免疫細胞を活発化させる働きもあります。

セロトニンは不安や恐怖を抑える働きがあり、心の病気に大きくかかわっています。たとえば脳内でセロトニンが不足すると、うつ病などを発症することがわかっています。

また、セロトニンは睡眠にも大きくかかわっており、松果体のなかでセロトニンはメラトニンというホルモンになります。メラトニンは睡眠を誘導し、体内リズムを調整する働きがあるのです。

そして、ドーパミンは前で「快感ホルモン」と紹介しましたが、人間が何らかの行動を起こした際、ドーパミンが働き脳に快感を与えてくれます。

脳は一度、覚えた快感を記憶し、再び、その快感を得るために意欲が湧くという働きもします。つまり、ドーパミンは快感から意欲を引き出してくれるのです。

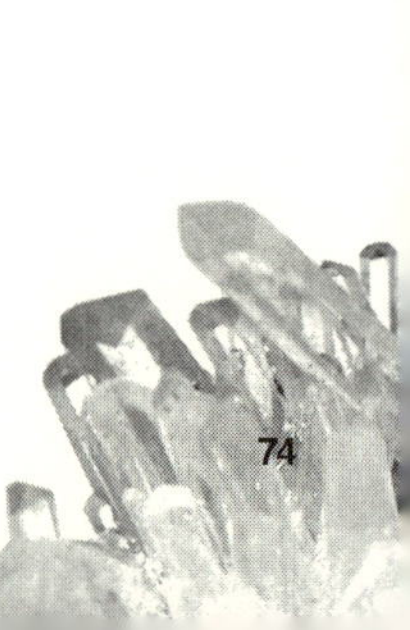

人間に安らぎを与えてくれるホルモン

アセチルコリンとギャバ、セロトニンは、いずれもリラックス時に副交感神経を刺激する作用があります。人間がストレスに直面すると心拍数や脈拍数が増え、血圧が高くなり、同行が開いたりしますが、この三つのホルモンは、それらを抑えてくれる働きがあります。

つまり、この三つは人間に安らぎを与えるホルモンなのです。本来、人間は、自然の状態にあれば、安らいだ気持ちでいられる存在です。

しかし、ストレスが増えると、アドレナリンやドーパミンといった興奮を促進させるホルモンが脳内に大量に放出され、安らぎの状態はなくなってしまいます。それが高じると、統合失調症などを発症してしまう危険性も高まります。

一方で、リラックスした状態のときに、体内に珪素を上手に摂り入れることで、人間はより一層、穏やかな気持ちになれます。

また、セロトニン不足で発症するうつ病などの場合も、松果体など脳内の器官の組織を構成している成分に珪素が多く含まれることから、外から珪素をさらに摂り入れることで、うつ症状を改善し心身ともに健康になれるのです。

「心の養生」に必要なホルモンを活性化させる食事法

「心の養生」をするには、普段からあまり深く考え込まず、「なせばなる」という気楽な気持ちを持つことが重要です。

悩みや心配事がまったくない生活を送ることは不可能ですが、くよくよしたり心配事でいつも頭がいっぱいという精神状態になる前に、何事に対しても前向きで立ち向かい、悲しいときや苦しいときも望みを捨てず笑顔を忘れないように心がけたいものです。

そういった前向きな心でいると、人間の自然治癒力は高まるのです。そうすると、ホルモンがいつも身体のなかに満ち溢れている状態になります。そのためには毎日の食事で、これらのホルモンを増やす食事を心がけてください。

たとえばセロトニンを増やすには、昔からある日本の食材を多く摂ることです。私はそれを「かしこいなバナナ」と名づけました。

「か」は鰹節、「し」はしいたけ、「こ」は昆布、「い」はいりこ、「な」はピーナッツ（落花生などのナッツ類）、そしてバナナです。

肉や炭水化物を摂りすぎず、このような食材を多く食べ、よく笑い、太陽のリズムに従っ

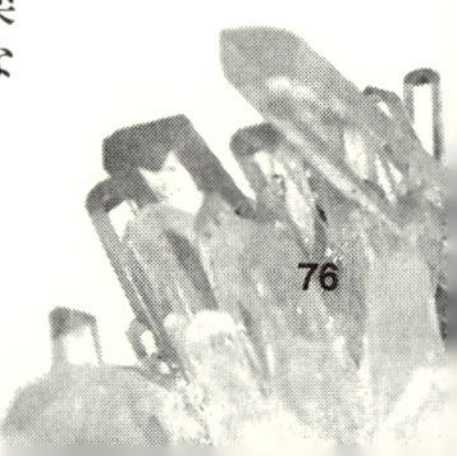

図9 脳を活性化するホルモンと食物

脳の健幸は愉快と若気で安心だ!

健脳ホルモン	DHA・EPA	魚油→物忘れ、認知症予防
幸せホルモン	α波 β-エンドルフィン	緑茶→イライラ予防
愉快ホルモン	セロトニン	日本の味(鰹節、しいたけ、こんぶ、いりこ、ピーナッツ)=**「か・し・こ・い・な」**
快感ホルモン	ドーパミン	コーヒー、バナナ、ナッツ→パーキンソン病予防
若返りホルモン	メラトニン(セロトニンから分泌される)	豆類、ナッツ類、牛乳、卵黄→不眠予防
気楽ホルモン	アセチルコリン	大豆レシチン、ローヤルゼリー→アルツハイマー病予防
安心ホルモン	ギャバ(γ-ABA)	発芽玄米→不安予防

た規則正しい生活を送っていれば、免疫力はおのずと高まりいつまでも健康でいられるのです。

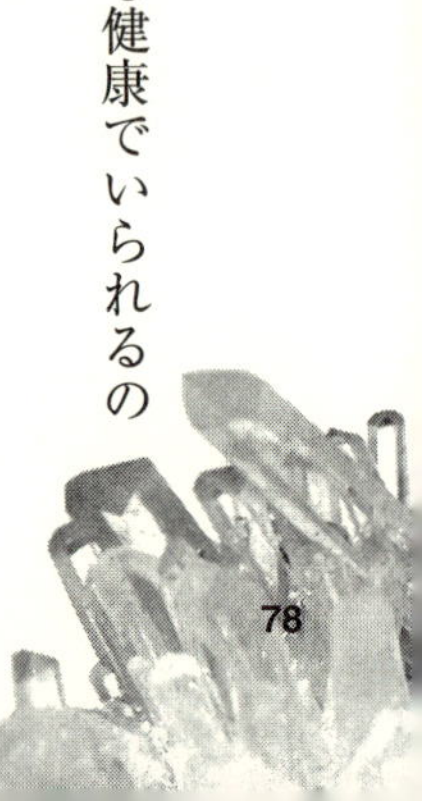

第3章

健康は、「脳・腸・免疫」で作られる

「免疫」とは何か？

そもそも「免疫」とは何でしょう？

よく耳にする言葉ですが、なんとなく知っているという人が大多数ではないでしょうか。

しかし、免疫とはみなさんの健康にかかわるとても大切な身体の働きなのです。

まずは、「免疫」という二つの漢字の意味を考えるとわかりやすいかもしれません。免疫の「免」は「まぬがれる」、すなわち、のがれるということです。また、疫とはかつての疫病（天然痘や赤痢など）を指します。つまり、**免疫とはさまざまな病気から人間が自分自身の健康を守る身体の働き**です。


人間の身体は、生きている限り、いつも身体の外と内側でさまざまな危険にさらされています。たとえば空気中や食べ物の表面などについている細菌やウイルスが、呼吸や食事などによって体内に入り込み身体を弱らせます。一方、体内では、古くなったり傷ついた細胞ががん細胞となり正常な細胞を攻撃することもあります。**免疫とは体内に入ったこういった異物を取り除こうとするシステム**ということもできます。

人間の身体はいろいろな種類の細胞からできていますが、そのなかで免疫として働く細胞は血液のなかにある白血球を構成するさまざまな細胞です。これを「免疫細胞」と呼びますが、その詳しい説明は後ほど行いましょう。

リンパ管やリンパ節の働き

人間の体内には血管が全身に張りめぐらされていますが、同時に、リンパ管が血管と同じように全身に広がっています。リンパ管のなかにはリンパ液が流れています。

たとえば、手足にケガをしたりすると最初は血液が出ますが、そのうち無色透明の液体が傷口をうっすらと覆うことがあります。これがリンパ液の一種です。

リンパ液のなかには血液の成分である白血球に含まれる「リンパ球」が多く存在し、まずは身体のなかの老廃物や余分な水分、さらには細菌やウイルス、がん細胞など人間にとって有害なモノを回収します。

それら有害物質はリンパ液とともにリンパ節と呼ばれる、いうなればリンパ管の関所みたいなところに運ばれます。リンパ節は首の周りやわきの下、足のつけ根などに数多くあります。さらには後で詳しい説明をしますが腸管内にもあります。その数は全部で800ほどあるといわれています。

そして、それら有害なものはリンパ節でせき止められ、リンパ球によって処理されます。リンパ球にはさまざまな種類の免疫細胞があり、それらが活動することで有害なモノを退治してくれます。たとえば、風邪をひいたとき首が腫れることがありますが、これは首にあるリンパ節で各種免疫細胞がウイルスなどと戦っている証拠なのです。

免疫システムを解き明かす免疫学

人間の免疫の仕組みや理論を研究する医学の一分野を「免疫学」と呼びます。

かつて世界中で猛威を振るい多くの人が亡くなっていた天然痘の治療に、天然痘に罹った牛のワクチンを開発したジェンナーの話を知っている人も多いはずです。ジェンナーは近代免疫学の父と呼ばれています。

さて、現在の医学は、欧米で進歩を遂げてきた西洋医学が中心となっていることはみなさんもご存じでしょう。医学のなかの一つの学問分野である免疫学も同じです。

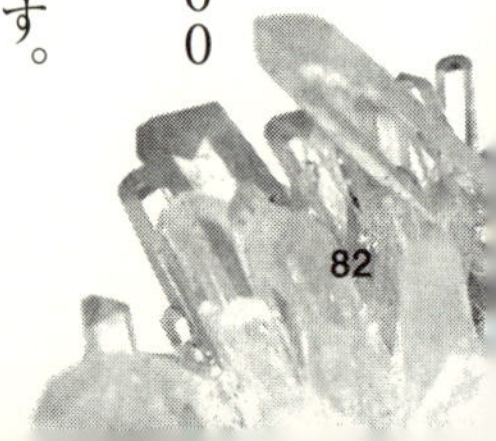

西洋免疫学では、人間の身体のなかの「神経系」と「内分泌系」、さらには「免疫系」の三つが相互に関連していると考えられています。

神経系とは、人間の身体中に張り巡らされた神経細胞や組織をさします。神経のうち脳から脊髄《せきずい》にかけてを「中枢神経」と呼び、そこから全身にさまざまな指令を出しています。また、中枢神経から全身に伸びているのが「末梢神経」で、中枢神経からの指令を身体のすみずみに伝えます。

末梢神経には、脳から命令を受けて身体のあらゆる筋肉などを動かせる「運動神経」と呼吸や血液の循環、消化など各臓器の動きを無意識のうちに調整する「自律神経」の二つがあります。

つまり、**神経とは脳と身体のあらゆる部位が互いに情報を共有・伝達する組織**なのです。

体内で作られるホルモンは多種多様の働きをする

内分泌系とは、脳のほぼ真ん中にある脳下垂体や、のどの下にある甲状腺や甲状腺の後ろにある副甲状腺、さらには腎臓の上にある副腎、男女の生殖器のなかにある生殖腺などの内分泌腺を指します。

各内分泌腺ではさまざまな「ホルモン」を作り出します。ホルモンとは、人間の身体のさまざまな働きを調整してくれる化学物質です。たとえば脳下垂体からは成長ホルモンが出され、子どもの時期に人間は身長が伸びたり体重が増えたりします。

また、生殖腺では性腺刺激ホルモンが作られていますが、これは、男性・女性がそれぞれ、男らしい身体つきや機能、女性らしい身体つきや機能を産み出してくれています。

このようにさまざまなホルモンは血液中に放出され、全身にバランスよく行き渡ることで、人間の健康は保たれているのです。

しかし、ホルモンの放出量が少なくなると、色々な病気が発症し始めます。たとえば、女性に多い更年期障害は、卵巣の機能が急激に低下し女性ホルモンの分泌が少なくなることが原因です。ほかにも血液中の糖の濃度を下げるインスリン（すい臓で作られるホルモン）が不足して発症する糖尿病もホルモンの病気です。

つまり神経とホルモンバランス、そしておもに血液内の白血球のなかにあるリンパ球をはじめとするさまざまな免疫細胞の活動の三つがそれぞれに複雑に絡み合い、互いに影響を及ぼし合うことで人間の身体の健康が保たれるとするのが西洋免疫学なのです。

私が唱え実践してきた「自然免疫医学」

一方、これまで私が三十年もの間、提唱し臨床の場で実践してきた自然免疫医学とは、根本的には東洋医学の考え方に基づいており、東洋免疫医学とも呼んでいます。

自然免疫医学では、まずは人間誰もが持っている強い精神（心や気力）を重視し、それが神経系を通じて全身に伝わると考えています。つまり、**「心の養生」**が大切なのです。**生きる気力を全身にみなぎらせることがとても重要**となります。つまり、病気になったとしても「病気に勝つ！」強い気力が各内臓の働きや免疫力を高める第一歩であるという考え方です。

内臓には前に説明した腎臓の上にある副腎など、ホルモンバランスを調整してくれる内分泌系の臓器があります。

ほかにも食べたものを消化する胃や腸、そして腸で吸収された栄養分を貯蔵し必要に応じて身体の各器官に送り出す（これを代謝機能と呼びます）肝臓などの消化・代謝系の臓器などもあります。

図 10　西洋免疫学と東洋免疫学の違い

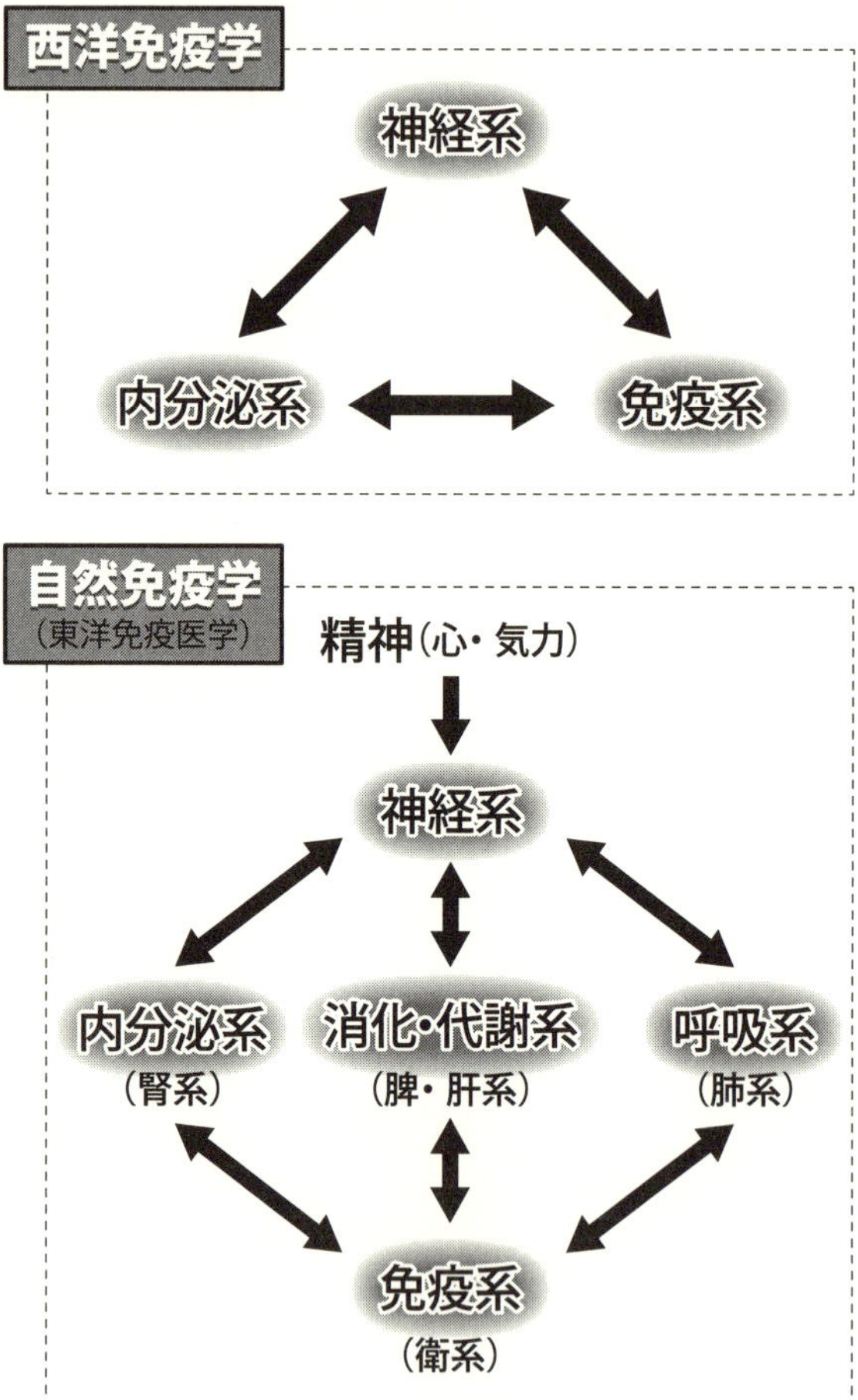

さらには肺など呼吸をつかさどる呼吸系の臓器もあります。**各臓器と免疫系が図10のように互いに密接に関係し合っていると考えるのが、私が提唱してきた自然免疫医学**です。

腸・脳・免疫が人間の健康を左右する

自然免疫医学では、脳（Brain）と腸（Gut）と免疫（Immunology）のそれぞれが、ワン・ツー・スリーの重要な臓器や細胞と位置づけてきました。

ところが、私自身、長年、珪素が人間の健康に及ぼす影響を研究するうちに、さまざまな物質のなかで、珪素は人間が健康で生きるために必須のものであることを確信するにいたりました。

そこで、現在では珪素の力をフルに活用して腸を強くし免疫力を高めることが、人間という生命体を活性化するためにもっとも重要だと考えるようになりました。

つまり、**これまでのワン・ツー・スリーから、ツー・ワン・スリーという順序が重要だ**と考え始めました。腸中心のパラダイムへと変化したのです。

図11　脳・腸・免疫の重要度

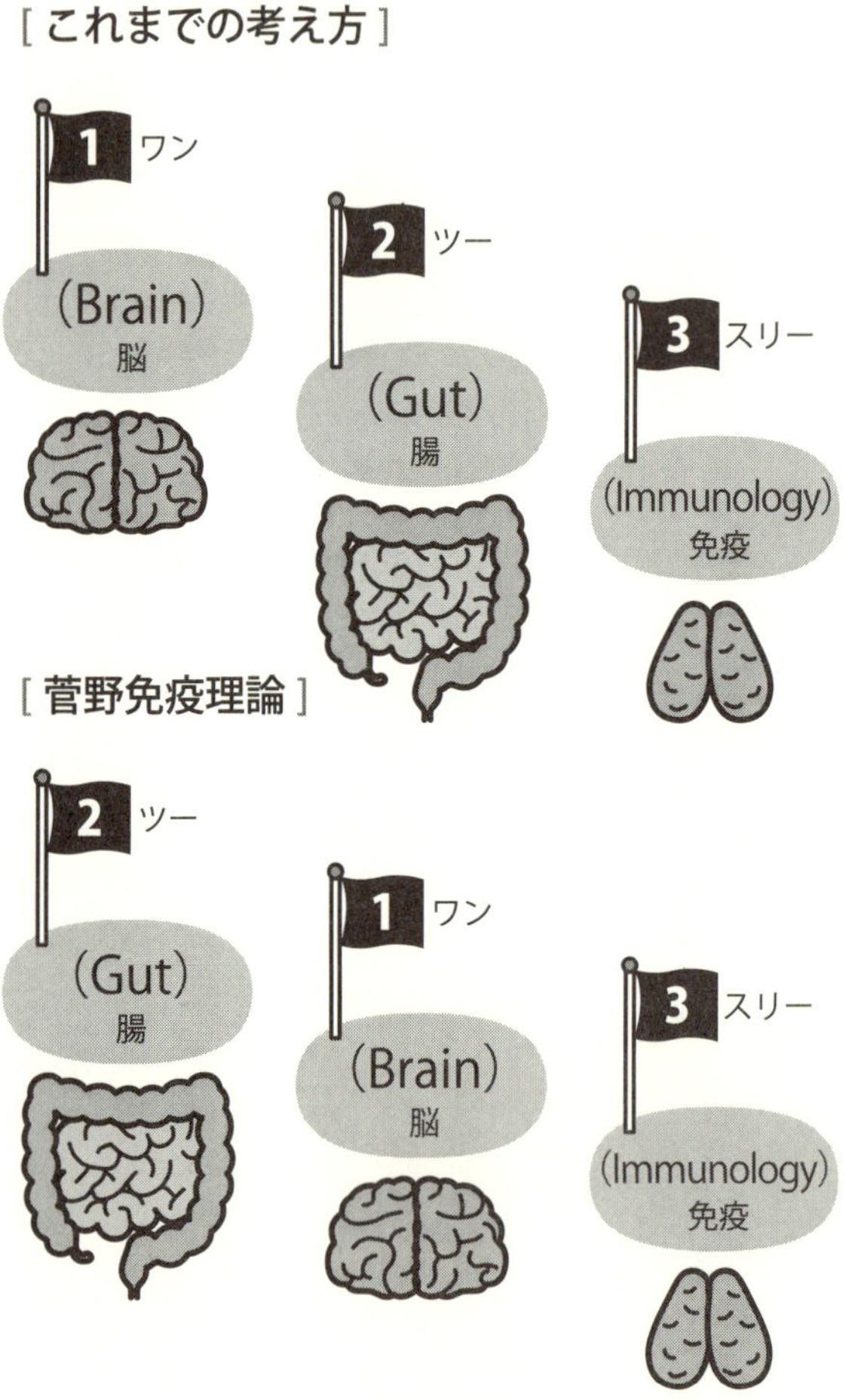

腸は英語ではガットといいます。テニスのラケットにはガットが張られていますが、元々、その素材がヤギの腸だったので、ガットと呼ばれるようになりました。ガットの複数形がガッツとなり、もともとは内臓という意味ですが、勇気や胆力という意味もあります。つまり、**腸が元気な人はガッツがあり、元気で長生きができる**のです。

なぜ、腸に注目するようになったのか？

では、なぜ私が腸に注目するようになったのか、もう少し詳しく説明していきましょう。その前に、脳や神経系の働きについて説明しておきます。「病は気から」という言葉があります。古くから洋の東西を問わず、人間の健康には脳がとても大きくかかわっていると考えられてきました。

実際に人間が意識しなくても、心臓は動き続け、食事をすれば胃腸がそれらを消化・吸収しています。それは、全身に張りめぐらせられた「自律神経」の働きがあるからだということは前でも説明しました。

自律神経は、生命を維持するために、各臓器や器官は脳からの指令を受けて活動しています。だから、さまざまな原因で脳の活動が乱れると、内臓をはじめとする各臓器や器官が変調をきたし、それが原因で、病気などを引き起こします。

自律神経には交感神経と副交感神経の二つがあります。交感神経は人間が起きている間、さまざまな活動を行う際、身体を緊張状態にして活動に相応しい行動を起こさせます。一方、副交感神経は、夜間、人間がリラックスしている際に働き、緊張をほぐし、心身をリラックスさせます。

この二つの神経は、人間の心の状態やまわりの環境に応じて、交互に働いています。この二つがバランスよく活動していると、人間は安らかな気持ちになり健康でいられます。

私たちは毎日の生活のなかでストレスにさらされていますが、それを跳ね返して穏やかな気持ちで過ごすことが健康には大切だと私も長年、考えてきました。

「安心立命」。まさに、この言葉につきると思っています。

「腸は第二の脳」ではなく「脳は第二の腸」

こういった脳の働きにとても興味を持った私は、脳の仕組みや働きをずいぶん研究しました。そして、研究を続けているうちに、脳は腸の働きにとても大きな影響を受けていることに気づいたのです。

脳の働きが人間の健康に大きな影響を与えているのはまぎれもない事実ですが、その一方で、**腸の働きこそが、人間の健康にもっとも重要**だという結論にいたったのです。

それを裏付ける事実の一つとして、胎児が細胞レベルから徐々に母親の胎内で発育していくプロセスを見ると、まず腸が最初に作られ、その後、脳ができていることがわかっています。

また、腸が脳に影響を与えていることを示す例として、腸にはとてもたくさんの神経細胞が集まっており、脳からの指令を受けなくても独自に判断してさまざまな活動や働きを行っているという事実もあります。

心として、知（海馬体）・情（扁桃体）・意（大脳前頭葉）がありますが、人間の心を快活にするセロトニンや、人間の心に快感をもたらすドーパミンなどの神経伝達物質は、視床脳幹を通る「A10神経」でも作られます。ところが、セロトニンやドーパミンが作られるために必要な物質が、まず腸で作られることが突き止められています。セトロニンを作る食物は、「かしこいなバナナ」（76ページ参照）となっています。

図12　腸（腸内細菌）に期待される働き

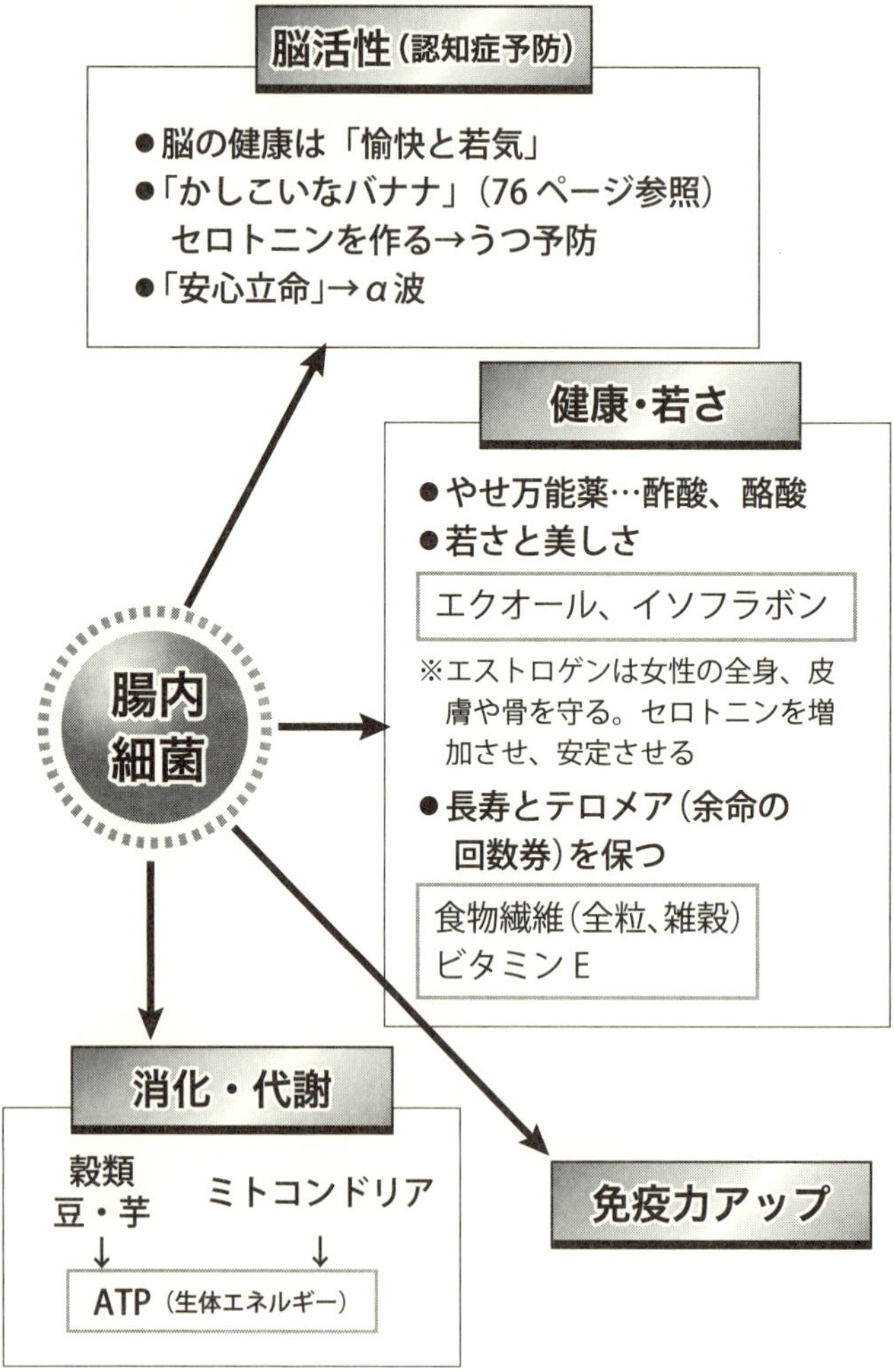

こういった事実から、まず**腸が健康でないと人間は身体的にも精神的にも健康に生活できません。**最近では、腸の働きの重要性に着目して、「腸は第二の脳」ということもよくいわれていますが、私にいわせれば**「脳は第二の腸」**なのです。

人の免疫機能の約7割近くは腸内で行われる

「腸」と聞くと多くの人たちは、まず、口から入った食べ物に含まれる栄養分や水分を体内に吸収する重要な臓器と思うことでしょう。

でも腸は、食べ物や水分と一緒に口から入ってきた細菌やウイルス、寄生虫、有害な化学物質など人間の健康を損なう異物と直接、戦う場です。だからこそ腸管で、身体を守るために強い免疫力を持つ必要があったのです。

そこで、**腸管で盛んに行われる免疫の仕組みを「腸管免疫」**と呼びます。腸管では、たんぱく質や炭水化物、ビタミン、ミネラル、食物繊維、酵素などといった栄養分には過剰に反応しない一方で、異物を攻撃したり体外に排出することを活発に行っています。

ところで、前に人間の身体のなかには免疫システムで重要な働きをするリンパ節がたくさんあることを説明しましたが、腸には集合リンパ節がとても多く存在し、人の免疫機能の6～7割もの大きな役割を担っていることがわかっています。

特に小腸の終わりに近い部分に、この集合リンパ節が集まっており、それらが多く集まっている場所を**「パイエルドーム」**と呼びます。この**パイエルドームこそが、腸管免疫でもっとも重要な働きをしている**のです。

「自然免疫」には「生得免疫」と「獲得免疫」がある

腸管免疫を活発に行うパイエルドームの働きの説明をする前に、さまざまある免疫細胞が、どのような働きをしているのかを、まずは説明しておきましょう。

免疫細胞は血液中の白血球内にあります。免疫細胞は、人間の身体を作っている約60兆個もの細胞と異なる性質の細胞（たとえば外から侵入してきたウイルスに侵された細胞やがん化した細胞など）を見つけ出し、それらを異物として攻撃・排除します。

免疫細胞は大きく「生得免疫」と「獲得免疫」の二つに分けられます。

生得免疫は、文字通り生まれつき備わっている免疫細胞たちを指します。生得免疫はさまざまな病原体などが身体のなかに入ってきたのを見つけると、すぐにそこに駆けつけ、それらを攻撃します。

一方、獲得免疫は、一度、体内に侵入してきた病原体や異物などの情報を集めて記憶し、それらに対抗できる準備をしてから攻撃を始めます。ですから、初めて体内に入ってきた異物に対し獲得免疫はすぐに攻撃はできません。

まず、生得免疫が異物と戦っている間に、獲得免疫は生得免疫から病原体や異物の情報を得て、戦う準備をします。そして、準備ができたら生得免疫と一緒に攻撃を行います。ただし、前に一度でも体内に入ってきた病原体や異物であれば、獲得免疫はすぐに戦うことができます。予防接種で使われるワクチン類は、こういった獲得免疫の性質を利用してできたものなのです。

ちなみに自然免疫は、英語で「Natural immunity」。生得免疫は「Innate immunity」、獲得免疫は「Acquired immunity」です。生得免疫と獲得免疫を合わせたものが総論の「自然免疫理論」で、生得免疫と獲得免疫は共に自然免疫であり、誕生を境にして分けています。

日本の医学界は、生得免疫を自然免疫と誤訳して使用しており、現在でも一部ではその

図13　自然免疫のしくみ

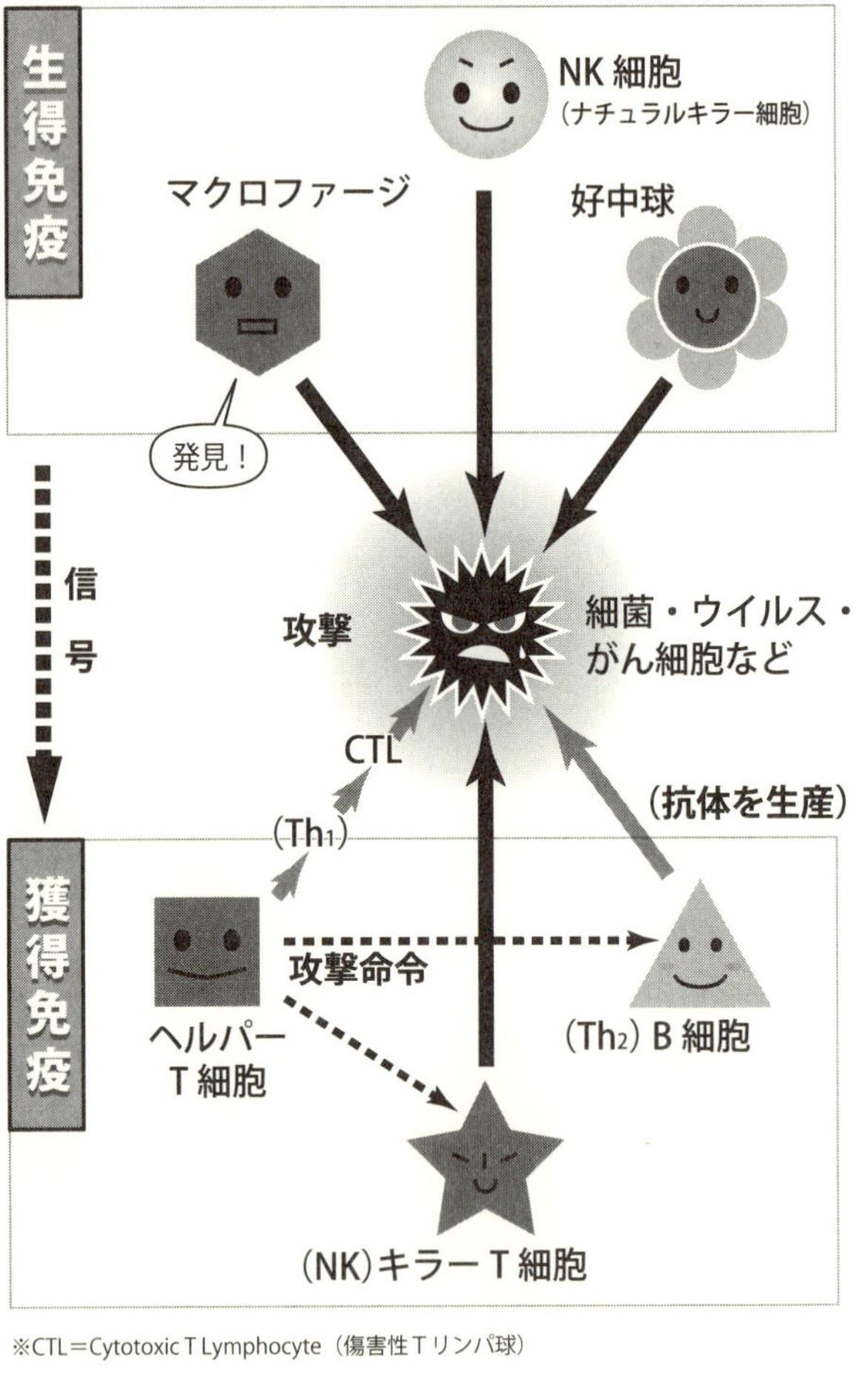

※CTL＝Cytotoxic T Lymphocyte（傷害性Tリンパ球）

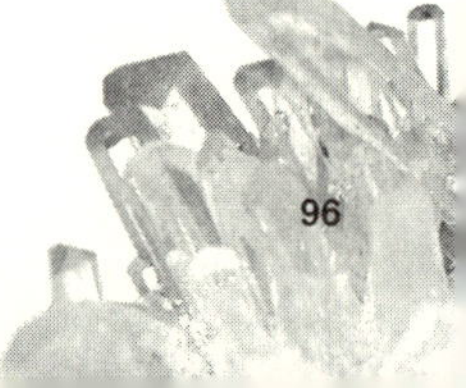

まま使用し続けている場合もあります。

生得免疫に属する「免疫細胞」

生得免疫に含まれる免疫細胞には、マクロファージをはじめ樹状細胞、好中球、ＮＫ細胞、マスト細胞などがあります。

マクロファージは異物を見つけるといち早く、そこに駆けつけ異物を食べてしまいます。またマクロファージの重要な働きとして異物を見つけると、サイトカインという化学物質を放出し、異物が見つかったことをほかの免疫細胞に知らせる働きもします。

好中球もマクロファージと同じような働きをします。好中球は顆粒球と呼ばれるグループに属し、ほかには抗酸球や抗塩基球もあります。

さらにはＮＫ（ナチュラル・キラー）細胞もあります。ＮＫ細胞はリンパ球に含まれるもので、血管やリンパ管のなかを常に移動して異物や病原菌がないかパトロールしています。ＮＫ細胞は病原菌に侵された細胞だけではなく、がん細胞も攻撃するのが大きな特徴です。

図 14　主な生得免疫の種類とその働き

マクロファージ
体外から病原体が入ってないかどうか、体内を循環し、見つけるといちはやく攻撃。病原体が侵入すると、サイトカインという物質を作り、ほかの免疫細胞に知らせる。

好中球
白血球のなかでいちばん数が多い。マクロファージより病原菌を攻撃する力が強い。顆粒球に属し、好酸球と好塩基球という仲間もいる。

樹状細胞
身体に入ってきた病原体の情報をほかの免疫細胞に伝えるのが主な役割。その情報を体内のリンパ節にいるＴ細胞に伝え、攻撃準備をさせる。

マスト細胞
寄生虫が体内に入り込むとヒスタミンという化学物質を放出して体外に出す。マスト細胞が花粉に過剰に反応すると花粉症の症状が出る。

NK細胞
NK とはナチュラル・キラーの略で、ナチュラル・キラー細胞とも呼ばれる。ウイルスなどの病原体に感染した細胞のほかにがん細胞も攻撃する。

獲得免疫に属する「免疫細胞」

獲得免疫にはＢ細胞やキラーＴ細胞、ヘルパーＴ細胞などがあります。

Ｂ細胞は病原体を見つけると、それを死滅させるのに必要な「抗体」という化学物質を作り出します。Ｂ細胞から放出された抗体が病原体に結び付くと、病原体の力が弱まると同時に、マクロファージや好中球がその病原体を攻撃しやすくなります。

抗体を作ることができるのはＢ細胞だけです。その際、まずはヘルパーＴ細胞から病原体の情報を得る必要があります。つまりヘルパーＴ細胞はＢ細胞に対しての司令塔の役割を果たしているのです。そして、キラーＴ細胞はＮＫ細胞同様に病原体を攻撃するのが仕事です。

なお、このキラーＴ細胞やヘルパーＴ細胞をはじめとするＴ細胞やＢ細胞、ＮＫ細胞などはリンパ球に属しています。リンパ球は白血球のなかに存在していますが、リンパ球は白血球の約20～40％を占めています。

ＮＫ細胞はがん細胞を攻撃することで有名ですが、じつは活性化があまり強くなく人間の感情に反応しやすいことがわかっています。

図 15　主な獲得免疫の種類とその働き

B 細胞

骨髄で作られ成長した後、血管やリンパ管内を巡回しているリンパ球

体内に侵入した病原体を攻撃するために抗体を作ることができる唯一の免疫細胞。ヘルパー T 細胞の指示を受け抗体を作り、抗体が病原体にくっつくことで病原体は弱る。

ヘルパー T 細胞

骨髄で作られ、胸腺で成長するが、パイエルドーム内でも作られ成長するリンパ球

さまざまな免疫細胞のなかで、司令塔の役割を果たしている。B 細胞に抗体を作らせたり、マクロファージの活動を活発にするサイトカインを出す。

キラー T 細胞

骨髄で作られ胸腺で成長するが、パイエルドーム内でも作られ成長するリンパ球

T 細胞の種類は複数あるが、そのなかで唯一、病原体を攻撃できる免疫細胞。キラー T 細胞は NK 細胞が攻撃・死滅できなかった病原体を攻撃する。

そういったことから、**がんに対して強い効果を発揮するのは、キラーT細胞を含むT細胞であると**私は考えています。

免疫細胞が生まれ育つ場所

ほぼすべての免疫細胞は、人間の身体を形作っている骨の中心部、骨髄で作られています。骨の外側はとても硬いですが、その内部は空洞になっていてスポンジ状の骨髄が空洞を満たしています。

そこでは、血液細胞と同時に免疫細胞も作られています。なお、骨髄のなかでも特に胸骨と腸骨のなかにある骨髄の活動が活発に行われていることがわかっています。

そして、骨髄同様に、ちょうど心臓の上に乗るように存在する、握りこぶし大の大きさの胸腺でも免疫細胞が育っています。なかでもT細胞は胸腺でたくましく成長しています。ちなみにT細胞のTは、「Thymus：サイモス（胸腺）」に由来しています。

胸腺はちょうどアルファベットのHのような形をしています。10代半ばころがもっとも大きく、その後、年齢とともに小さくなり、働きも徐々に弱くなっていきます。

80代の人の胸腺は10～20歳代の4分の1から瘢痕《はんこん》状になってしまいます。くらいの大きさしかなくなってしまうのです。そうなるとがん細胞にもっとも威力のあるキラーT細胞は年を取るとともに多く作られなくなってしまい、がん細胞に対して人間の免疫力は落ちる一方になってしまいます。

しかし、心配はありません。年を取っても、**腸内環境をきちんと整える食生活を送っていると、キラーT細胞は胸腺に代わって腸管のパイエルドームで多く作られるようになる**のです。このパイエルドームの働きを「代償性作用」といいます（英語では、「Recompensetional（Function）system」。または、「代償性システム」と呼んでいます。

「パイエルドーム」とは何か？

腸管の内部は、ネバネバした粘膜上の絨毛《じゅうもう》というヒダでおおわれています。絨毛は小腸上皮細胞という細胞によってできており、食べ物を消化・吸収しています。

腸管の表面を観察すると、小腸の終わりに近い部分に、ところどころに絨毛がない場所が見つかります。絨毛がないところがまるでパッチワークのようになっており、その大き

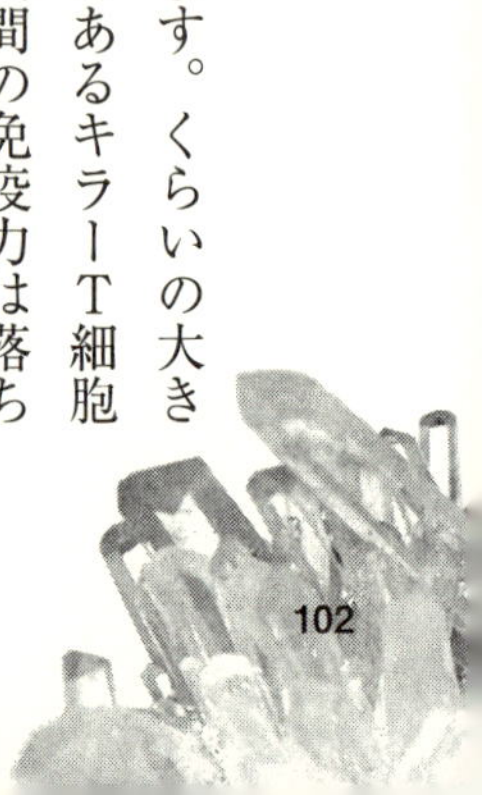

さは直径数センチメートルほどで楕円形をしています。**ひとりの人間に約数十個のパイエルドームが存在する**といわれています。

1677年に、その存在に気づいたのがスイスの医師・パイエルでした。そこで彼はその部分を**「Peyer,s Patch」**（パイエル板、パイエルのパッチ）と名づけました。パイエル板の部分の粘膜は周囲の粘膜より少し厚ぼったく盛り上がっています。電子顕微鏡でその姿を観察すると、ドーム球場の屋根のように見えます。そこで最近では、**「パイエルドーム」**とも呼ぶようになりました。

パイエルドームの働き

存在が発見されてから長い間、パイエルドームがどのような働きをするのかは謎でした。しかし、その後の研究でパイエルドームの内部には前に説明したリンパ節が20～30個も集まって構成されていることがわかったのです。

一方、これまで説明してきた各種免疫細胞が、人間の身体のどの部分で激しく活動しているかという研究も進みました。すると全免疫細胞の60～70％が、リンパ節や胸腺などで

図16　パイエルドームと腸管免疫の関係

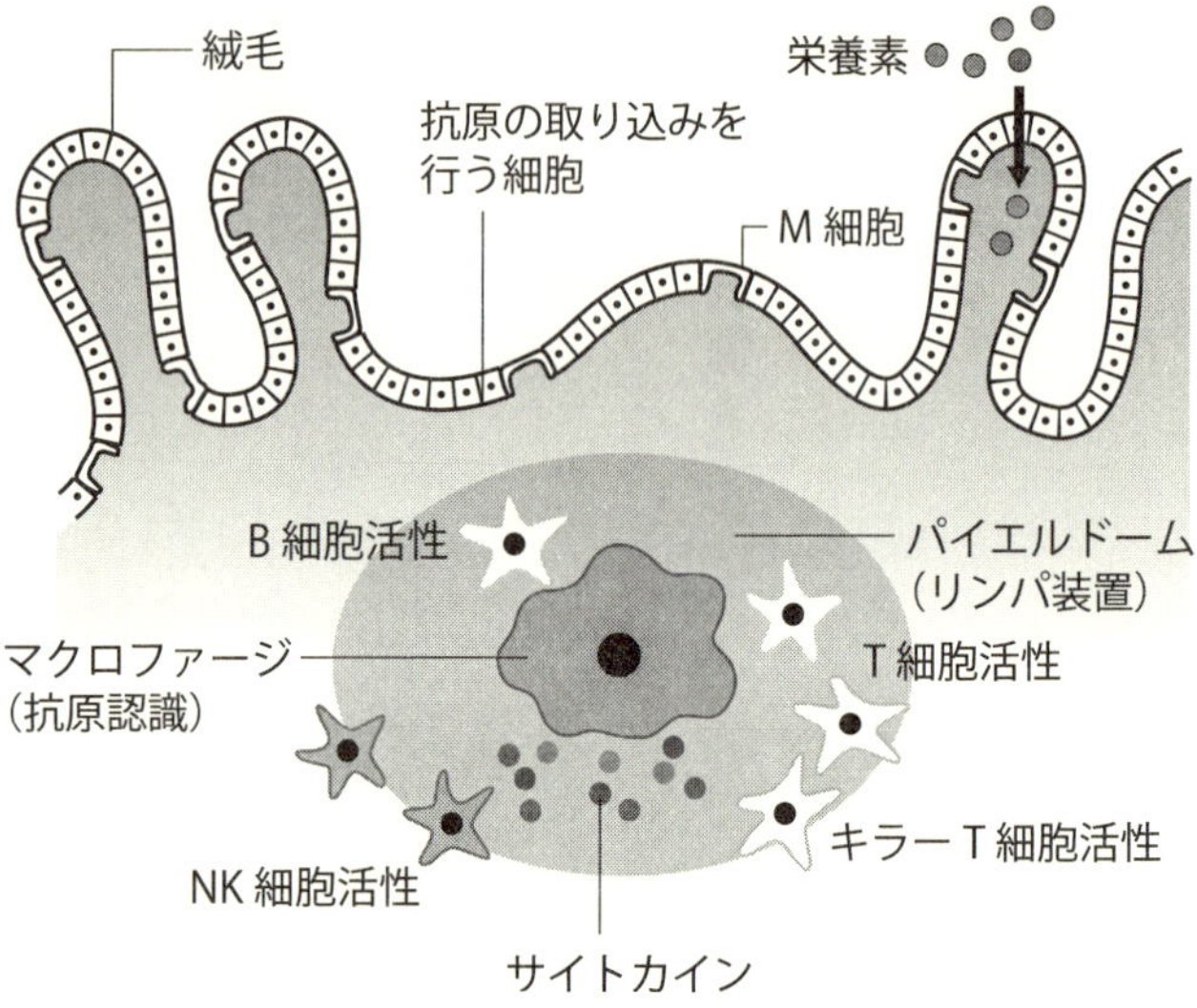

パイエルドーム内に取り込まれたさまざまな病原体に、まずは**マクロファージ**が対応し**サイトカイン**を放出する。その情報を得て、**B 細胞**や **NK 細胞**、ヘルパー **T 細胞**や**キラー T 細胞**が集まってきて、協力して病原体を攻撃し死滅させる。

はなく腸に存在していることが突き止められました。

なぜ、腸にこんなにも多くの免疫細胞が集まっているのでしょうか？

その理由は、腸にはさまざまな食べ物と一緒に外からウイルスや細菌などがダイレクトに、しかもたくさん入ってくるからです。つまり、それらの病原体と免疫細胞たちが直接、戦う最前線が腸管なのです。

その中心基地となるのがパイエルドームです。では、パイエルドームがどのように病原体を攻撃しているのかを説明しましょう。

パイエルドームの表面には、M細胞という表面が粘液で覆われた細胞がいます。このM細胞は粘液にくっついたさまざまな病原体をパイエルドームのなかに取り込みます。

パイエルドームのなかには図16にもあるように、マクロファージやNK細胞、B細胞、ヘルパーT細胞、キラーT細胞など多くの免疫細胞が集まっています。これら免疫細胞は、パイエルドーム内のリンパ節で大量に作られているのです。

まずパイエルドーム内に取り込まれたさまざまな病原体は、まずB細胞によってそれらの病原体とくっつく抗体が作られます。抗体は全部で5種類ありますが、なかでもIgA抗体がパイエルドーム内のB細胞で大量に作られ、特にウイルスに対しては中和反応により病原体の力を弱めた後、ほかの免疫細胞によって死滅させられるのです。

腸管免疫の主人公・T細胞たち

パイエルドーム内で活躍する免疫細胞のなかで、ヘルパーT細胞とキラーT細胞に代表されるT細胞が大きな役割を果たしていることが見逃せません。かつてこれらのT細胞は、胸腺でしか作られないとされてきました。

しかし、１９８９年に新潟大学の阿保徹教授らが胸腺以外でもT細胞が作られることを発見したのです。そして、その後の研究の結果、その多くがパイエルドームでも作られていることがわかっています。

T細胞はリンパ球全体の70～80％を占めており、がん細胞や病原体を見つけると活性化し、すぐにそこに行き攻撃・死滅させます。

もしこれらT細胞の働きが弱いと、病原体を死滅させることができないばかりか、各種がん細胞を退治することができず、がんになりやすくなることもわかっています。つまり、**パイエルドーム内の免疫細胞のなかでT細胞たちがもっとも重要な役割を担っていると**

いっても過言ではないのです。

パイエルドームを活性化するのに珪素が欠かせない

このように腸管免疫がどれほど人間の健康にとって重要か、さらにはその中心となるのがパイエルドームであることが徐々に多くの研究者によって解明されてきました。

しかし、パイエルドームを刺激し活性化させるために必要な物質とはなにか？　ということに対してこれまであまり注目されてきませんでした。

でも私は長年の臨床経験から、**腸内環境を整え、パイエルドーム内のT細胞を活性化するには、毎日の食事で食物繊維や植物由来の発酵食品などを多く摂ることが重要**だと確信するようになりました。

では、なぜ食物繊維がこの二つにとって重要なのかを考えると、その答えは珪素に行きつくのです。それらの食品のなかには珪素がとても多く含まれているからです。

食物繊維についての詳しい説明は後ほど行いますが、食物繊維に含まれる珪素自体は、パイエルドームで吸収され体内に入っても、ほかの化学物質とは反応しません。つまり、

図 17　腸内細菌の種類とその働き

	代表的な菌	菌の働き
善玉菌	乳酸菌 ビフィズス菌	ビタミンの合成、消化吸収の補助、感染防止、免疫刺激
悪玉菌	ウエルシュ菌 ブドウ球菌 大腸菌（有毒株）	腸内腐敗、最近毒素の発生、発がん物質を作る、ガス発生
日和見菌	バクテロイデス 連鎖球菌 大腸菌（無毒株）	善玉菌と悪玉菌の優勢な方につく

理想的な割合

善玉菌		悪玉菌		日和見菌
2	**:**	**1**	**:**	**7**

さまざまな化学物質同士を結び付けるのに黒子的な働きをするのです。

つまり、**珪素自体は化学物質が活発に活動するスイッチを押す役割を果たしてくれる**のです。だから、水溶性珪素の摂取量が少ない食生活を続けていると、パイエルドーム内の各種免疫細胞の活動が鈍くなり、腸管免疫は十分な機能を失い、自然と免疫力も低下してしまうのです。

健康を左右する腸内フローラ

人間の腸管のヒダを広げると、その面積はテニスコート2面分にもなります。そして、その表面には300種類以上もの腸内細菌が全部で100兆個から1000兆個も棲んでいることがわかっています。腸内にはいたるところに、個々の細菌が集まって複雑な生態系を作っています。そのかたまりを**「腸内フローラ」**（腸内細菌叢《そう》）と呼びます。フローラ（Flora）とは植物群性を指す言葉で、ギリシャ神話の花の女神を意味しています。

腸内細菌は大きく3種類に分けることができます。乳酸菌やビフィズス菌に代表される善玉菌、ウェルシュ菌や大腸菌などの悪玉菌、そしてバクテロイデスや連鎖球菌など種類が豊富な日和見菌（中間菌という言い方もします）の三つです。

善玉菌は人間の健康の味方であり、体内を酸性に保ち有害な菌が増えるのを阻止します。また、免疫機能を正常に維持するために活躍します。

一方、悪玉菌も身体には必要な菌の一つなのですが、その数が増えすぎると腸内のたんぱく質を腐敗させたり、善玉菌の働きの邪魔をしたりします。

そして、日和見菌は腸内で勢力の強い菌の味方になるもので悪玉菌が増えると悪玉菌の味方となってしまいます。そこで、善玉菌と悪玉菌、そして日和見菌の腸内のバランスは、2対1対7くらいがよいとされています。

ところで、人間一人ひとりの腸内フローラの様子は異なります。健康な人の場合、善玉菌が悪玉菌より活発に活動をしています。しかし、この二つは常に生存争いをしており、ある原因でそのバランスが崩れ悪玉菌が優位となると腸内環境が悪くなり、体調がくずれさまざまな病気を引き起こす原因となります。**腸内フローラをよい状態に保つことで、人間の健康は維持されている**のです。

図18 腸内細菌の生態

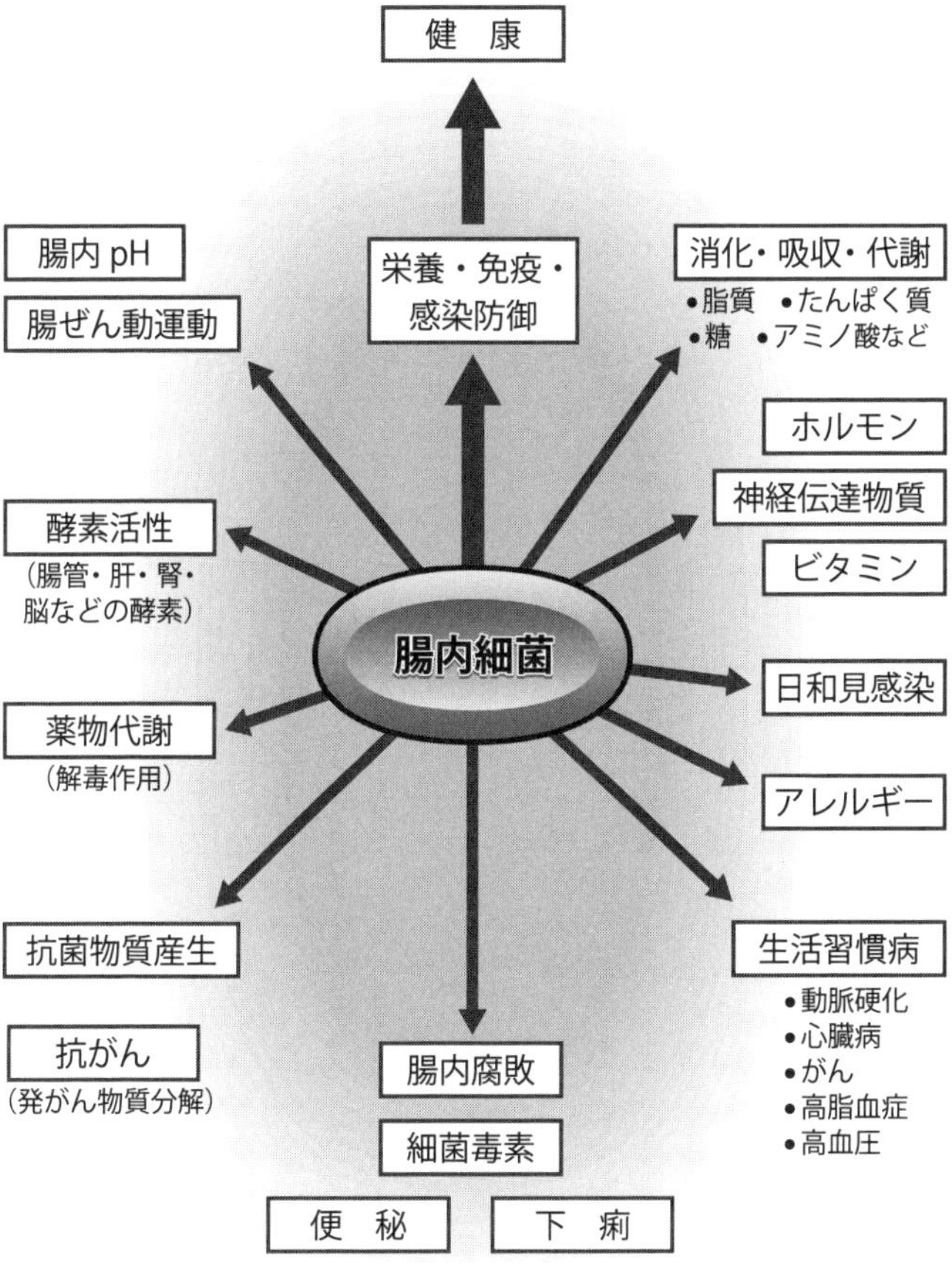
健 康
栄養・免疫・
感染防御
腸内pH
腸ぜん動運動
消化・吸収・代謝
•脂質 •たんぱく質
•糖 •アミノ酸など
ホルモン
神経伝達物質
ビタミン
酵素活性
(腸管・肝・腎・
脳などの酵素)
腸内細菌
日和見感染
薬物代謝
(解毒作用)
アレルギー
抗菌物質産生
生活習慣病
•動脈硬化
•心臓病
•がん
•高脂血症
•高血圧
抗がん
(発がん物質分解)
腸内腐敗
細菌毒素
便 秘
下 痢

パイエルドームと腸内フローラの関係

腸内フローラがどのように分布しているかを調べてみると、小腸には善玉菌の乳酸菌フローラが、大腸には同様にビフィズス菌のフローラがたくさんあることがわかっています。パイエルドームは小腸の終わりの部分に存在します。つまりパイエルドームは小腸と大腸のつなぎ目あたりにあり、その近くには乳酸菌とビフィズス菌のフローラが互いに存在しています。

それらはパイエルドーム内に吸収されて、人間にとって必要なさまざまな栄養素の分解・合成などを行っているのです。このようにパイエルドーム近辺には、他の腸内とは少し様相の異なるフローラが存在するので、私はこれを、善玉菌、悪玉菌、日和見菌に続く**「第四のフローラ」**と呼んでいます。

パイエルドームの内部には、このように多くの善玉菌が吸収され、外敵をやっつける免疫細胞を作り出しています。パイエルドームの活動を活発にするためには、腸内フローラを整えることがとても重要であることから、私は患者さんに対し「腸内の花をしっかりと咲かせましょう」と常々、お話しししています。

「腸もれ」は万病の原因となる

腸内は新陳代謝が体内のなかでもっとも活発だといわれています。常に古い細胞と新しい細胞がものすごい勢いで入れ替わっています。こういった新陳代謝に大きくかかわっているのが、腸内の菌たちです。

でも、善玉菌より悪玉菌のほうが優位にたつと腸内での新陳代謝が鈍ります。すると腸の内部に微細な穴があいてしまうこともあります。前に腸管内部はネバネバした粘膜上の絨毛というヒダでおおわれていると説明しましたが、その絨毛の付け根の部分などに微細な穴があいてしまうのです。

そのような状態になってしまうと、そこから毒素や未消化の食べ物やその腐敗物などが腸管内部の毛細血管に侵入してしまい人体に悪影響を与えてしまいます。こういった現象を**「腸もれ」**と呼びます。

腸もれを防ぐには何より腸内の悪玉菌の活動を低下させ、常に善玉菌のほうが優位に活動できる環境を作ることが重要となります。

一方、善玉菌の重要な働きとして、人間が健康に生きていくのに欠かせないビタミンB

群やビタミンK群を作り出していることがあげられます。ビタミンが不足すれば脳の働きが鈍くなり代謝も落ち、これもまたさまざまな病気の原因となってしまうのです。

いつでも善玉菌が悪玉菌より活発に活動を行うことができる腸内環境を整えるためには、**毎日の食事、運動、精神的にストレスを溜めない生活**がとても重要になります。

第6の栄養素「食物繊維」には2種類ある

パイエルドーム内での各種免疫細胞の活動力をもっとも刺激してくれるのは、珪素を多く含む食物繊維などであることは前でも述べました。では食物繊維とはどういったものなのか、さらにはそれを多く含む食品は何なのかについて説明していきましょう。

そもそも食物繊維は、人間の身体では消化・吸収できません。つまり、たんぱく質やビタミンなどの栄養素ではありませんが、人間の健康維持には欠かせないものなのです。

ところで**人間が生命を維持するために必要な栄養素は、①糖質 ②たんぱく質 ③脂質 ④ビタミン ⑤ミネラル（無機質、カリウムやカルシウム、ナトリウムなど）の五つ**があり、これを**「五大栄養素」**といいます。最近では、第6の栄養素として食物繊維がとても重視

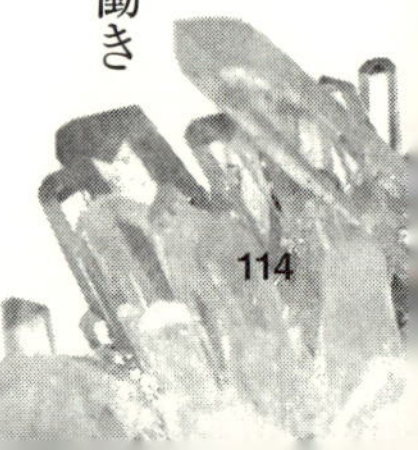

されています。

食物繊維のもっとも大きな役割は腸内環境を整え、腸管免疫の力を高めてくれることです。

食物繊維には、水溶性と不溶性、つまり水に溶けるものと溶けないものの二種類あります。どちらにも多糖類という糖が含まれています。多糖類を多く含む食物を食べると腸内の善玉菌の活動を活発にしてくれます。その説明は後ほど行います（127ページ参照）。

そんな食物繊維のうち注目すべきは水溶性食物繊維です。なぜならそれらに珪素がとても多く含まれているからです。

一方、ゴボウやサツマイモなどに多く含まれる不溶性食物繊維の働きも重要です。なぜなら、それらは胃で消化されずに腸に届くので、腸のなかのゴミや活性酸素を体外へ排出してくれるデトックス効果があるからです。その結果、がんや動脈硬化も予防してくれます。

水溶性食物繊維を多く含む食品

パイエルドームを直接、刺激してくれるのが水溶性食物繊維です（117ページ参照）。

水溶性食物繊維の成分を調べると、昆布やワカメなどの海藻類に多く含まれるアルギン酸やこんにゃく芋と山芋に含まれるグルコマナン、オーツ、大麦などの雑穀類のβ-グルカン、豆類のグアーガムなど、さらには果物や野菜に多く含まれるペクチンなどが含まれています。

これらの食物を摂ると胃や腸のなかでゼラチン状になり水分量を多く含みます。その結果、便のカサを増し、お通じを良くしてくれたりしますが、いちばんの効果は、腸内の善玉菌の活動を活発化させその数を増やしてくれることです。

また、血液内や肝臓のコレステロールを減らす働きもあるので、動脈硬化や心臓病の予防にもすぐれた効果を発揮してくれます。血糖値の上昇を抑えたり血中のコレステロールの濃度を下げる働きもあるのです。

図19に水溶性食物繊維を多く含む食品の例をあげましたが、その代表は海藻類です。海藻はどれも、ぬるぬるとした粘り気があり身体のなかに入った後も保水性が高いのが特徴

図19　水溶性食物繊維を多く含む食品

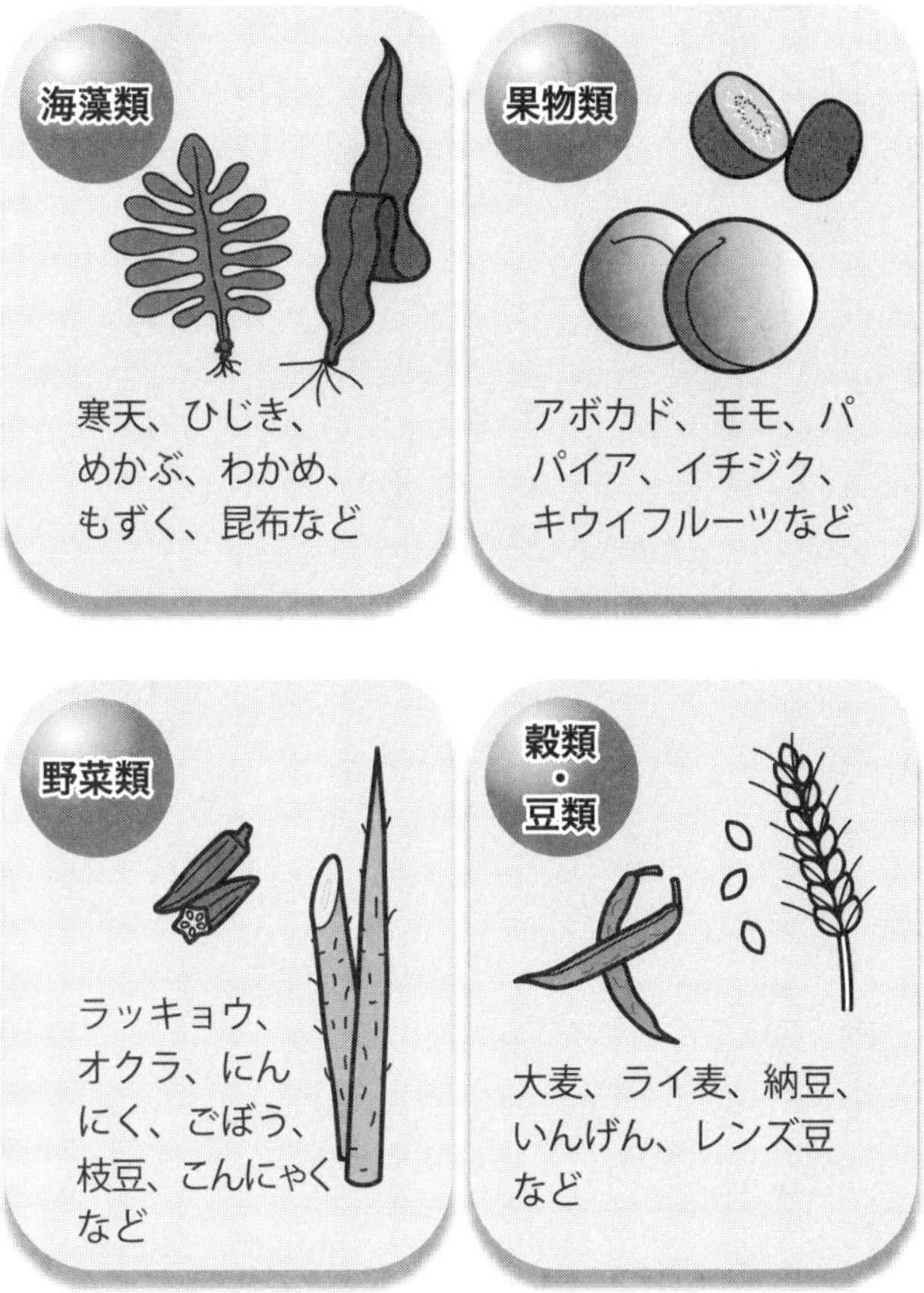
海藻類
寒天、ひじき、
めかぶ、わかめ、
もずく、昆布など
果物類
アボカド、モモ、パ
パイア、イチジク、
キウイフルーツなど
野菜類
ラッキョウ、
オクラ、にん
にく、ごぼう、
枝豆、こんにゃく
など
穀類・豆類
大麦、ライ麦、納豆、
いんげん、レンズ豆
など

です。また、ぬるぬるでいえば納豆やオクラなども見逃せません。

植物由来の化学物質「ファイトケミカル」

食物繊維とともにパイエルドームの働きを活発にしてくれるものとして「ファイトケミカル」があげられます。

先ほど、食物繊維が第6の栄養素だと説明しましたが、このファイトケミカルは、第7の栄養素として人間の健康に欠かせない成分と注目されています。

ファイトケミカルとは、野菜や果物など主に植物に由来する健康成分です。野菜や果物、豆類、芋類、お茶やハーブ、さらには海藻などにも多く含まれています。ファイトケミカルとは、ファイト（ギリシャ語で植物性を意味します）とケミカル（化学物質）の合成語で「植物性化学物質」を意味します。

植物は、昆虫などの外敵からの攻撃や強い紫外線や風雨にさらされても移動して逃げることができません。そのため、たとえば強いにおいを出して外敵を遠ざけたりして、わが身を守って生きてきました。つまり、植物たちが厳しい条件の下で生き延びるためには、色素や香り、辛み、苦み、渋み、えぐみなどを自ら持つことが必須条件となったのです。**ファイトケミカルの最大の特徴は、ほかの食品と比べて高い抗酸化力がある**ことです。

よく知られているものとして、お茶やワインに含まれる渋み成分のカテキン、トマトなどの赤い色素のリコピン、ブドウやブルーベリーなどの青い色素アントシアニン、そして唐辛子などの辛み成分であるカプサイシンなどがあります。

現在、ファイトケミカルの種類は数千種類近くあることがわかっていますが、今後、その数はさらに増えるだろうと予測されています。

ファイトケミカルは一言でいえば、「ステンレス食品」です。すなわち、身体にまとわりつくさびを取り、さびなしの身体にしてくれる食品です。抗酸化力のほかにも抗菌作用があり、活性酸素をやっつけてがんなどの多くの病気の予防に役立つと考えられています。何より注目したいのは、**パイエルドーム内の免疫細胞たちを活発にする働き**があることです。

数千種類もあるファイトケミカルですが、大きく分けると6種類ほどになります。それらを紹介していきましょう。

ポリフェノール類の効用

まず、皆さんもよくご存じのポリフェノールがあります。ポリフェノールとは植物が光合成を行う際にできる物質の総称で、食物が持つ色素や苦み、渋み成分です。

ポリフェノールの「ポリ」は、「多くの」という意味で、「フェノール」は「石炭酸」という意味があります。

色素成分であるフラボノイド系と色素以外の成分である非フラボノイド（フェノール酸系）系に分けられ、その成分はいずれも水に溶けやすく、身体に自然と吸収されやすい特徴もあります。

フラボノイドには、赤ワインやブルーベリーなどに含まれるアントシアニンや大豆に含まれるイソフラボン、さらには緑茶の渋み成分であるカテキンなどがあります。

アントシアニンは抗酸化作用が強く、がんや生活習慣病に効果があるといわれています。

また、イソフラボンは女性ホルモンであるエストロゲンと同じ働きをする性質があり、女性ホルモンの欠乏によって起きる血中コレステロール値の上昇や骨からカルシウムが流出することを防ぎます。だから骨粗しょう症の予防にも大きな力を発揮してくれるのです。

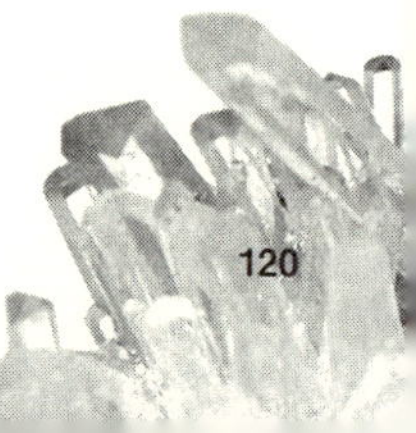

また、イソフラボンにも強い抗酸化作用があるので、老化の原因ともいえる活性酸素を取り除く働きもあります。

一方、非フラボノイド系にはゴマに多く含まれるセサミンやセサミノール、コーヒーの苦み成分であるクロロゲン酸などがあります。セサミンやセサミノールもイソフラボン同様にエストロゲンと同じ働きをする性質があります。

また、コーヒーなどの苦み成分であるクロロゲン酸には抗酸化作用のほかにもコレステロールや血糖値上昇の抑制効果、アンチエイジングなどにも効果があるといわれています。

カロテノイドやイオウ化合物の効用

カロテノイドとは植物や動物などに含まれる色素成分です。たとえばトマトやスイカの赤い色、ホウレン草や小松菜などの葉物野菜の緑色成分などが代表的です。やはり抗酸化作用が強く、がんや生活習慣病を予防したり、美容効果や目の疲れを取る作用も認められています。

トマトやスイカの色素であるリコピンにはビタミンEの約百倍もの抗酸化力があるとい

われています。また、ブロッコリやケールなど緑黄色野菜の色素であるルテインは目の健康維持に重要な役割を果たしてくれます。さらにニンジンやカボチャなどに含まれるβ-カロテンは人間の体内に入るとビタミンAに変化し、視力の維持に欠かせない成分です。これらはどれも活性酸素の発生を抑え、除去する働きがあり、がん予防や動脈硬化を予防したりするのにも効果があります。β-カロテンは、脂溶性の黄色の色素を持っています。油とよく溶け合い、栄養の価値を促進します。

キサンチンも黄色の色素を持っていて、水溶性の働きをするのが特徴です。

また、唐辛子の辛み成分であるカプサイシンは発汗を促してくれます。それにより体内の代謝を高め、脂肪の分解を促進する働きがありダイエット効果があるのです。

一方、イオウ化合物もあります。これは、玉ねぎやニンニクなどとても強い刺激のある香り成分の総称で、抗酸化作用や抗菌作用、さらには疲労回復にも効果があります。玉ねぎに多く含まれる硫化アリルは、胃の粘膜を保護し炎症などを抑えて、胃がんの原因となるピロリ菌にも有効です。また、血行や血流がスムーズに流れる働きもあります。

抗がん作用があるβ-グルカン、免疫力を高めるフコイダン

また、キノコ類の多くに豊富に含まれるβ-グルカンやモズクや昆布、ワカメなど海藻類のぬめり成分であるフコイダン、さらにはリンゴに含まれるペクチンなどを総称して糖質関連物質と呼びます。これらの物質も抗酸化力が強いのが特徴です。

β-グルカンはキノコ類だけではなく大麦やオーツ麦などにも多く含まれており、免疫細胞の活動を活発にする働きがあり、β-グルカンを多く含むアガリスクががん治療に効果があることはよく知られています。β-グルカンはたんぱく質と一緒に摂ると免疫力をさらに高めてくれます。

フコイダンは海藻類が自分の身を傷や乾燥から守るために持っている天然のヌメリ成分です。海藻にとってフコイダンは、細菌やウイルスから身を守るために欠かせないものです。ですから海藻類を食べると、免疫力の強化や抗ウイルス、抗アレルギーに効果があり生活習慣病の予防にも役立つのです。

図20　代表的なファイトケミカル

種類			含まれる主な野菜や果物など
ポリフェノール	フラボノイド系	アントシアニン	ブドウ、ブルーベリー
		イソフラボン	大豆など
		ヘスペリジン	みかん、はっさく
		カテキン	緑　茶
		ケルセチン	玉ねぎ、ブロッコリー、ソバ
	非フラボノイド系	セサミン、セサミノール	ゴ　マ
		クロロゲン酸	きゅうり、メロン、スイカ
		ロズマリン酸	シソ、ローズマリー
		クルクミン	ウ コ ン
カロテノイド		α-カロテン	ニンジン、カボチャ、グリンピース
		β-カロテン	ニンジン、カボチャ、豆苗
		リコピン	トマト、スイカ
		ルティン	ブロッコリー、ケール、ホウレン草
		カプサイシン	唐辛子、赤ピーマン
イオウ(含硫)化合物		硫化アリル	玉 ね ぎ
		アリルイソチオシネート	わ さ び
		アリシン	にんにく、玉ねぎ
		スルフォラファン	ブロッコリー、ブロッコリースプラウト
糖質関連物質		β-グルカン	シイタケ、マイタケなどキノコ類全般
		フコイダン	昆布、ワカメ、モズクなど海藻類全般
		ペクチン	リ ン ゴ
ア ミ ノ 酸		タウリン	イカ、タコなどの魚介類
		グルタチオン	アスパラガス、レバー
香 気 成 分		オイゲノール	バナナ、グローブ、バジル
		リモネン	柑 橘 類 全 般

疲労回復効果が高いタウリン、免疫力を高めるリモネン

アスパラガスなどに含まれるグルタチオンやイカやタコなどの魚介類に含まれるタウリンなどはアミノ酸系のファイトケミカルです。グルタチオンには抗酸化作用や解毒作用があり、タウリンは疲労回復に効果を発揮してくれます。ともに肝臓強化食品です。

また、ハーブ類やかんきつ類などの特有の香りや苦み成分であるオイゲノールもあります。やはり抗酸化力が強く、免疫細胞を増強してくれる働きがあります。ほかにも、レモンの名前の由来となったリモネンは、レモンをなどの柑橘類に含まれています。これも抗酸化力が強いのが特徴ですが、不安やストレス解消、安眠作用などに効果があります。オイゲノールとリモネンは、香気成分のファイトケミカルです。

乳酸菌やビフィズス菌を増やして免疫効果を高める

食物繊維とファイトケミカルが腸内免疫を活発にするのにとても重要なことはおわかりいただけたと思います。しかし、この二つ以外にも忘れてはならないものがあります。

まずは乳酸菌やビフィズス菌を多く含む食品です。乳酸菌とビフィズス菌は腸内で善玉菌として存在しています。

乳酸菌は、ブドウ糖や後で説明するオリゴ糖などの糖を分解して、乳酸という酸っぱい物質を作るので乳酸菌と呼ばれています。乳酸菌は、ヨーグルトや味噌、醤油、ぬか漬け、キムチ、チーズ、納豆などの発酵食品に多く含まれています。乳酸菌はパイエルドームで免疫細胞であるＢ細胞や、ヘルパーＴ細胞やキラーＴ細胞の活動を活発にしてくれます。だから、乳酸菌が腸内で多く存在すればするほど、人間の免疫力は上がるのです。

また、同じ善玉菌であるビフィズス菌も重要です。ビフィズス菌も乳酸菌同様、パイエルドーム内の免疫細胞の活動を活発にしてくれます。また、ビフィズス菌は乳酸や酢酸を作ることができます。なかでもビフィズス菌が作る酢酸には強い殺菌力や腸の粘膜を保護する力があるので、腸内の悪玉菌の繁殖を抑えたり、病原性大腸菌Ｏ－１５７の予防効果があることも知られています。

ただし、ビフィズス菌を含む食品は乳酸菌を含むものに比べて、その数は少ないです。ヨーグルトやチーズ、漬物などの発酵食品にも乳酸菌同様にビフィズス菌が入っていると思う方も多いかもしれませんが、それらにはビフィズス菌は入っていません。

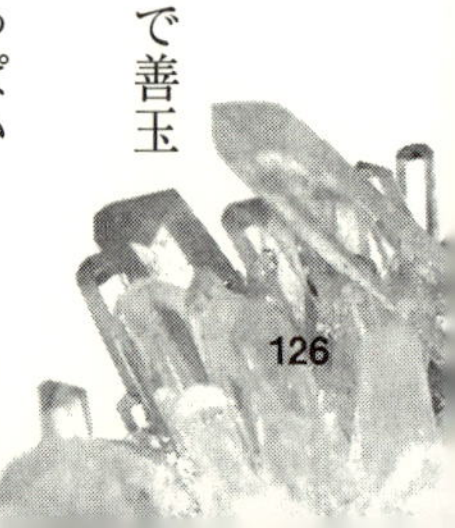

ビフィズス菌を食品などから摂る方法は、人工的にビフィズス菌が添加されたヨーグルトや乳飲料などビフィズス菌を含んだサプリメントを食べたり飲んだりするしかないのです。

オリゴ糖やムコ多糖体も必須の物質

さらに欠かせないものとして各種糖質があります。糖質とは炭水化物に含まれるもので、でんぷんなどの多糖類やブドウ糖のような単糖類、砂糖などの二糖類があります。なお、先ほど説明した乳酸は砂糖と同じ二糖類に属します。

このなかで腸管免疫の活性化や腸内環境の改善に欠かせないものとして、まずオリゴ糖とムコ多糖類があります。これらは水溶性食物繊維のなかに多く含まれています。

オリゴ糖は胃や小腸では消化・吸収されにくく、そのため小腸の終わりの部分にあるパイエルドームや大腸に届きやすいという性質があります。だから大腸内の腸内フローラを整えるのと同時にパイエルドーム内に吸収され、さまざまな免疫細胞の活動を活発化してくれます。

オリゴ糖は、豆類やゴボウ、玉ねぎなどに多く含まれています。サトウダイコンや沖縄のさとうきびから抽出したオリゴ糖もあります。また、ミツバチにも多く含まれています。最近では、オリゴ糖が入ったヨーグルトなども多く売られています。

ムコ多糖類も人間の健康維持には欠かせません。そもそも「ムコ」とは動物の粘液を意味します。人間の関節や皮膚、内臓、角膜などあらゆるところに存在し、細胞と細胞をつないでいます。保水性に富み、各関節のクッション的な役割を果たしています。また、血液が固まるのを防いだり、コレステロール値の低下を促進する働きもあります。美肌や若さの元、コラーゲンやヒアルロン酸、コンドロイチンなどもムコ多糖類の仲間です。

ムコ多糖類を多く含む食品としては、牛や豚、鶏の軟骨、皮、内臓のほかにうなぎやドジョウ、すっぽん、牡蠣などの魚介類、ツバメの巣、フカヒレスープなどがあります。しかし、いずれも高脂肪、高カロリー、高コレステロールなので、毎日の食事で摂りすぎないことが大切です。そのため、最近ではムコ多糖体を多く含むサプリメントも数多く販売されています。

さらにはファイトケミカルの項目でも触れましたが、キノコ類に多く含まれるβ-グルカンも多糖体の一種です。β-グルカンが腸内免疫の力を促進することは前に説明したとおりです。

ムコ多糖体やβ-グルカン、さらには納豆のネバネバ成分に含まれるナットウキナーゼなど、いわゆる**ネバネバ食品を構成するものこそ、腸管免疫にとっていちばん効果のあるものであるということ**というのが私の持論です。

ですから、**ネバネバ食品を多く摂り、ネバネバ・ギブアップで健康になりましょう。**

リポ多糖体（LPS）も見逃せない

人間の身体は、聖なる霊の宿るところ。ですから、そこに毒やゴミは入れてはならないのです。第2章でも書きましたが、酒やタバコを遠ざけ、過度の肉食は控えるべきなのです。そして、珪素を多く含む食物繊維やファイトケミカルを毎日の食事で多く摂ることがとても大切なのです。腸管がきれいになると、腸美人となり長寿が約束されます。

日々の生活では、季節ごとに旬の野菜を積極的に摂るようにしましょう。たとえば春先に出回る木の芽やタラの芽などの山菜には多くの珪素が含まれています。ツクシも多いです。

またリポ多糖体という多糖類を含む食べ物も見逃せません。リポ多糖体を多く含むものに、レンコンやヒラタケなどのキノコ類、めかぶなどの海藻類、ギンナンなどの木の実、アロエなど、肥料がなくても自然に育つ植物や海藻類に多く含まれています。

日本人になじみの松・竹・梅もあります。

・松かさ（リグニングリコシド）
・くま笹（バンフォリン多糖体）
・梅肉、梅核（仁）（青酸配糖体）

これらには珪素も多く含まれており、人間の免疫力アップにとても強い力を発揮します。リポ多糖体も胃や腸では消化されずにダイレクトにパイエルドームに届くため、そこで善玉菌の働きによりパイエルルドーム内に吸収されて、マクロファージやT細胞などを活発にしてくれます。

また、漢方薬に使用されている**「LPS」**も注目すべき、免疫活性剤です。

①朝鮮人参（ジンノサイド）多糖類
②冬虫夏草（コルデイセピン、β-グルカン）多糖類
③高山「紅景夫」 多数の多糖類を有する

図21 腸内環境の改善に欠かせない成分と含まれる食品

＊パイエルドームに効く → **超美人、免疫力アップ**

❶ネバネバ食品 →129ページ参照

納豆、わかめ、昆布、もずく、ひじき、山芋、とろろ芋、なめこ、アシタバ、モロヘイヤ

❷多糖類食品 →116ページ参照

野菜・果物（ペクチン）、こんにゃく（マンナン）、緑豆（グアーガム）、海藻（フコイダン、アルギニン）、穀類（β-グルカン）

❸オリゴ糖食品 →127ページ参照

はちみつ、（大根）オリゴ、（きび）オリゴ、玉ねぎ、にんにく、アスパラガス、ごぼう

❹ムコ多糖食品 →128ページ参照

牛・豚・鶏の軟骨・皮など、フカヒレスープ、ツバメの巣スープ、北京ダック、うなぎ、すっぽん、牡蠣、白子

❺リポ多糖食品 →129ページ参照

（自然界で人工的な手を加えてないもの）

山の幸（キノコ類、ぜんまい、くり、タケノコ、ギンナン、つくし）
海の幸（あわび、貝類、でんぶ、わかめ、ひじき）
郷の幸（レンコン、アロエ、松、竹、梅）
漢方（朝鮮人参、冬虫夏草など）

図22　ミトコンドリアを活性化する「は・ひ・ふ・へ・ほ」

は	…	鼻呼吸
ひ	（陽の光）…	日光浴
ふ	（風呂）…	42～43度での入浴（15分～20分）
へ	…	平安な心
ほ	…	適度な骨休み

免疫力が落ちてしまう「低体温」に注意！

人間だけではなくすべての生物の細胞のなかには**「ミトコンドリア」**という構造物（組織）が存在しています。**ミトコンドリアは約60兆個といわれ**、全細胞のそれぞれに1～数千個あると考えられています。じつはこのミトコンドリアには珪素が含まれているのです。

私たち人間は呼吸することで体内に酸素を取り入れていますが、ミトコンドリアが血液から各細胞に運ばれた酸素を使って、人間が生きていくのに必要な物質やエネルギーを産み出し、それを細胞

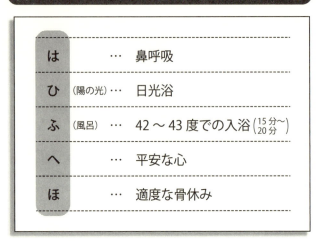

が利用することで人間は生きることができています。

このミトコンドリアが十分に働くためには体内の温度、つまり体温をある程度の高さに保つ必要があります。そのため、人間のわきの下の体温は健康な人で36・5度くらいに保たれています。

低体温の状態は、ミトコンドリアの活動を低下させ、その結果、体内での代謝力や免疫力が落ちてしまいます。また、ミトコンドリアの活動が鈍ると、体内はエネルギー不足となり、弱った細胞ががん化するともいわれています。体温が1度下がると、それだけで人間の免疫力は2～3割も低下してしまうのです。

ですから低体温の人は、毎日の生活で体温を上げることを心がけましょう。低体温になってしまう原因はさまざまありますが、その一つにストレスがあります。日ごろから仕事が忙しくて疲労が溜まったり、睡眠不足が続く場合、さらには不安や悩みをいつも抱えている人は、できるだけリラックスできる生活にすることが健康のためにも必要です。

また、ミトコンドリアは活性酸素に弱いので、体内に活性酸素を溜めこまない生活を送るためにも、抗酸化作用の強いファイトケミカルを多く含んだ野菜や果物を摂るべきなのです。

特に水溶性珪素は、ミトコンドリアを活性させ、ATP（生体エネルギー）を増強させるのに有効に作用します。

自然免疫医学は、「食・心・生活」の三つの養生が基本となる

ここまでで、**パイエルドームの働きを十分に活性化すること、つまり腸管免疫の働きを高めることこそが、がんや病原体に負けない健康な身体を作るのだということ**がおわかりいただけたと思います。

珪素を多く含む①食物繊維や②発酵食品、③ファイトケミカル（ステンレス食品）を毎日の食事で多く摂ることが重要なのです。これはまさに**「食養生」**です。

それ以外にも、同時に脳の活性化も欠かせません。脳の活性化については、第2章「心の養生」で詳しく説明しました（65ページ参照）。

さらには**毎日の生活を、人間が本来持つ生活リズムに合わせることで人間の健康に欠かせない各種ホルモンをバランスよく体内に放出させることも重要**です（61ページ参照）。

これを**「生活養生」**と私は名づけています。

図23　ホメオスタシスが崩れる要因

過剰状態

（父さん、延命なし）

とう	…	糖（米、グルコース）
さん	…	酸（活性酸素）
えんめい	…	塩（塩分）、命（細胞内のＤＮＡがメチル化し、がん細胞が生まれる）
なし	…	体内のナトリウムの上昇

死の四重奏につながる

高血圧　高血糖
高脂肪　肥 満

不足状態

（母さん、退行、貧しい）

かあ	…	カリウム不足
さん	…	酸素不足
たい	…	低体温
こう	…	低酵素
貧しい	…	貧血（低赤血球）

腸・脳・免疫が互いに関連して相乗効果を生み出して人間の健康が保たれる、つまり人間のホメオスタシスは保たれるのです。それには日々の生活で自律神経を整えることが大切です。さらには身体に有害なものは遠ざけることを意識して生活しましょう。

そして「食の養生」をはじめ「心の養生」、「生活養生」の三つを毎日の生活で実践すると、がんなどのさまざまな生活習慣病から自分自身を守り、健康な生活を送ることができるのです。私が提唱してきた「自然免疫医学」を実践するには、これらが欠かせません。

そして、この三つの養生に欠かせないもの、それが珪素なのです。**珪素がないと人間は健康に生きられない**のです。

第4章

人体にとって重要な珪素（シリコン）

ミネラルの一種、珪素とは？

珪素の語源は江戸時代、オランダから伝わった珪素を意味する「ケラード」に由来します。それが「珪土」という漢字表記になり、珪土に含まれる元素なので「珪素」と呼ばれるようになりました。

珪素（Si、元素番号14、英語ではシリコン）は、火山から噴出した溶岩マグマが冷えてできる岩石に含まれています。だから地球は珪素の大地といえるのです。

珪素は酸素に次いで地球上で多い元素で、自然界では岩石や土などに含まれるミネラルの一種です。珪素は、太古の昔、植物プランクトンである珪藻が、海底や湖底、土壌などに堆積し、長い年月を経て化石となり、岩石や土のなかに含まれるようになったのです。

地球上のさまざまな種類の岩石のほとんどは、珪素と酸素が結びついた状態で構成されています。珪素（Si）は、二酸化珪素（SiO_2）や珪素塩（SiO_3）、そして水溶性珪素（SiO_4）として存在しています。

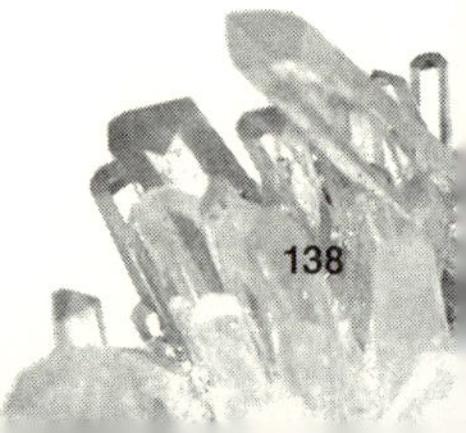

人間の身体は珪素でできている

第1章で人間の身体の臓器などには微量ながら珪素が含まれていることに触れました。では、なぜ珪素が人間の身体のあらゆる臓器や器官に含まれているのかを簡単に説明しましょう。それには、まず、地球に生命が初めて誕生した約38億年前にまでさかのぼる必要があります。地球上で初の生命体は、バクテリアやアーキア（古細菌）でした。

その後、約32億年前、初めて光合成をして自分で栄養を作り出すシアノバクテリア（藍藻植物）が生まれました。このシアノバクテリアは、生物も存在しない荒れ果てた環境のなかで、地表の土壌に含まれる無機珪素（純度99・9％の水晶）を食べていたといわれています。

その後、地球上では多種多様の生物や植物が誕生し、進化の過程が始まります。ヒトが誕生するのにも進化が繰り返されてきました。その過程で生物たちは珪素を食して進化を遂げてきました。そして、食物連鎖を通じて、地球上の生物は珪素に大きくかかわってきたのです。

人間や動物が植物を食べれば、その植物に含まれる珪素が吸収され、体内に蓄積されま

図24　人体組織内の珪素量

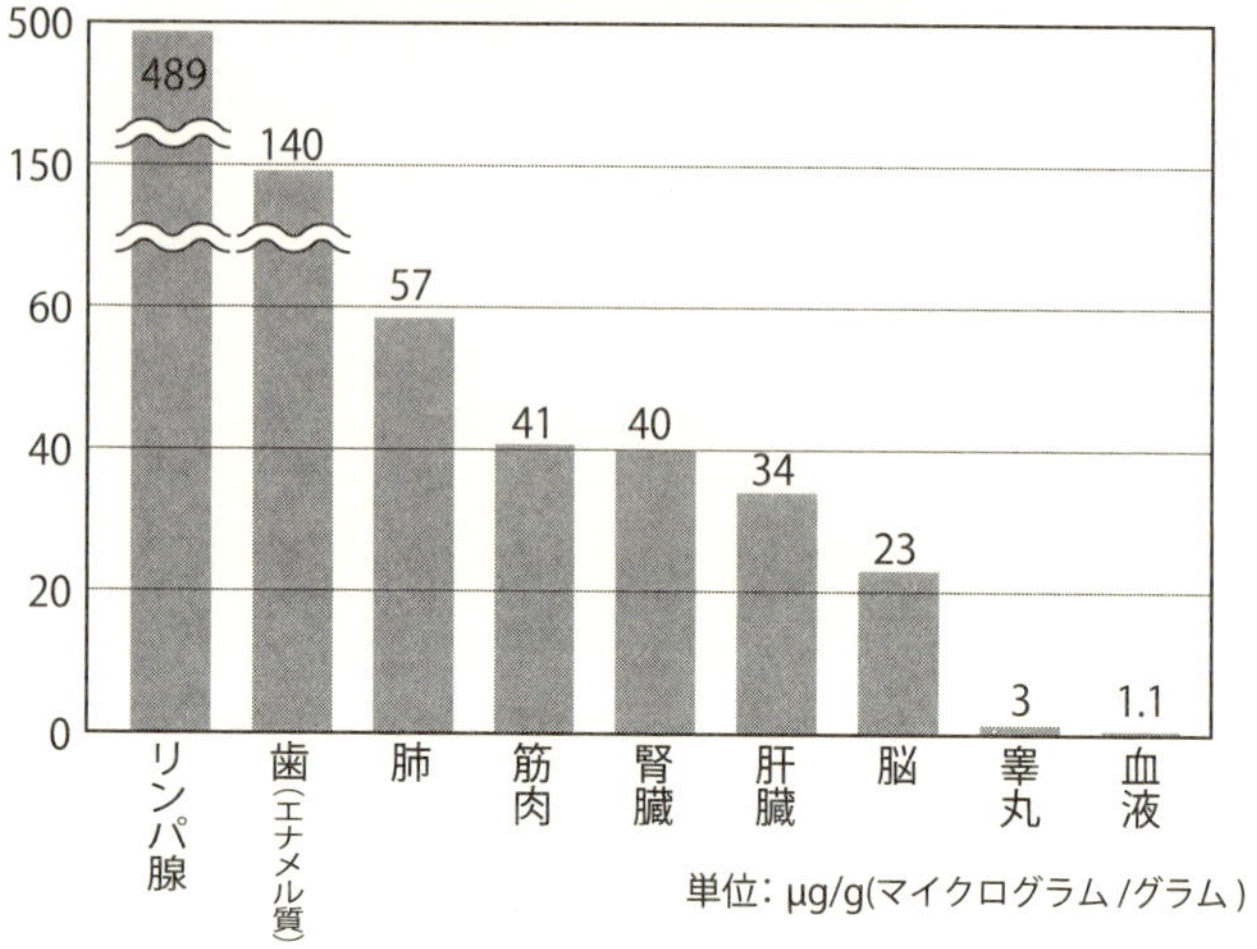

す。同様に人間が動物を食べると、動物の体内の珪素が人間の体内に蓄積されます。このように長い年月をかけて人間の身体に含まれるようになったのです。草食動物はもちろん、その内臓を食べる肉食動物も珪素を摂取しています。

　このように**珪素は、人間やさまざまな生物の身体を構成する源**ともいえるミネラルです。前にも触れましたが、珪素は人間の身体のあらゆる臓器や組織に存在しているだけではなく、細胞内部に存在するミトコンドリアにも含まれており、ミトコンドリアの働きを活発にするのに欠かせません。

　しかし、年齢を重ねると体内の珪素量

は減っていきます。その結果、目に見える症状として、爪が割れやすくなる、髪が抜け始める、皮膚のはりがなくなってくる、骨が弱くなる、シワが増えるというものがあります。また、各臓器の機能が低下したり、免疫力が落ちてがんや成人病などの病気を発病する原因ともなるのです。

「シリカ」とは何か？

珪素は地球上では単体では存在していません。二酸化珪素（SiO_2）、または二酸化珪素によって構成される物質として存在しています。二酸化珪素は英語で「シリカ」といいます。また、珪酸塩や水溶性珪素もシリカに含まれると考えてよいでしょう。最近ではシリカという名前を色々なところで聞くようになりました。美容やアンチエイジングに効果があることから、シリカを含むミネラルウォーターが女性の間で高い人気を得ています。

私たちの日常生活のなかで、シリカは多彩な場面で活躍しています。たとえば、乾燥材として使っているシリカゲルは、メタ珪酸ナトリウムという珪酸の一種から作られています。これは吸着力が強いという珪素の特徴を利用しています。

ほかにも、コンピュータの中枢を担う各種半導体は、珪素、すなわちシリコンを使って作られています。さらには美容整形などで用いられる素材もシリコンでできた樹脂です。これは珪素が決して酸化しないという特性があるからです。

このように珪素はいろいろな特長を持っています。それが人間の健康増進にも大きく関係しているのです。

食物繊維を摂ることで珪素を体内に入れる

二酸化珪素であるシリカや各種珪酸塩は鉱物なので、どんなに微細にしても水に溶けることはありません。ですからそれらを体内に入れても、決して腸から吸収されることはありません。むしろ有害な毒物なのです。発がん物質として代表的なものがアスベストです。

珪素が腸で吸収されるには、珪素は水のなかで微細なコロイド状で存在しなければなりません。この状態の珪素を水溶性珪素と呼びます。この水溶性珪素こそ、私たちの健康維持やさまざまな病気の予防や改善に欠かすことができないものなのです。

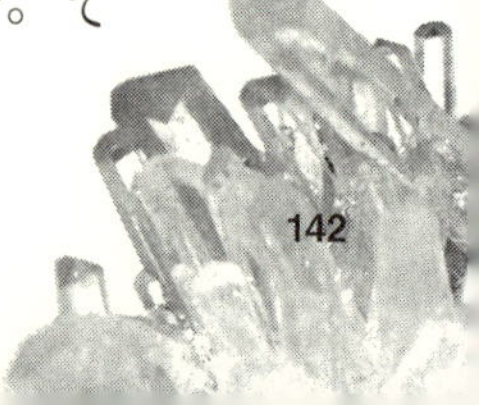

水溶性珪素を体内に取り入れる方法は、いくつかあります。まずは水溶性珪素を多く含む食品、すなわち食物繊維を多く含む穀類や豆類、わかめなどの海藻類、キノコ類、野菜類を毎日の食事で摂ることです。また、水溶性珪素を含む天然水やサプリメントも効果的です。

ところで、珪素は単体では目に見えない微細なものですが、長い年月をかけて海底や土壌のなかで積り、珪酸の層を作り上げてきました。珪酸はガラス質を意味し、珪素の小さな分子は一つひとつが珪酸のガラスの殻に覆われています。この殻の部分だけが残って化石となるので、純度の高い珪素の化石は透明な美しい結晶になります。

その表面にはミクロの穴が無数にあいており、実はこのミクロの穴が珪素の優れた効能を引き出すカギともなっているのです。

食物繊維を効果的に取り入れる方法

第3章で、食物繊維には水溶性と不溶性、つまり水に溶けるものと溶けないものがあることを説明しました。水溶性の食物繊維には珪素が多く含まれていますが、じつは不溶性の食物繊維にも珪素が含まれているのです。しかし、不溶性のものは、そのままでは胃や腸で消化、吸収できません。

ところが、不溶性の食物繊維に含まれる珪素を摂取する方法が三つあります。

①食事は腹六分目にする

胃酸は塩酸で、不溶性のものは通常、胃酸では溶解できません。でも、腹六分目で胃のなかをあまり食べ物でいっぱいにしない状態にすると、胃酸の力がいつもより強くなり不溶性の食物繊維も分解されて、水溶性のものに変わるのです。「重炭酸」、またの名は「重そう」と同じような効果を出します。

②食物繊維を含む食材を長期発酵させる

不溶性から水溶性の食物繊維に変えることができます。その代表的なものがさまざまな種類がある味噌や納豆です（徳川埋蔵菌＝発酵食品として、浜納豆と八丁味噌が有名です）。

③食物繊維を含む食品や木の皮や種などを長時間、煮込む

繊維の分解を促し水溶性の食物繊維に変える方法もあります。

野菜の皮や根っこを一緒に煮込むスープは、最近、さまざまなところで取り上げられています。また、漢方薬に使われるものには、ほとんどすべて珪素が含まれており、それらを煮て漢方薬が作られるのも理にかなった方法なのです。

珪素が身体活動を活発にする理由

珪素と酸素が結合する珪酸塩は、プラスとマイナスの電子が中和している状態にあります。地球上に多く存在する珪酸塩は、第1章で説明した宇宙から降り注ぐ超遠赤外線の宇宙エネルギーである「テラヘルツ」を吸収。それをさらに強力にし、地球上に放出します。テラヘルツはもともと人間の生命を支えるたんぱく質などと共振し、それらを活性化させる働きがあります。それが珪酸塩によってパワーが増幅され、それを浴びた人間は、さらに健康かつ元気になれるのです。

一方、人間の身体はマイナスイオンで包まれています。ところが、活性酸素や発がん性物質はすべてプラスイオンです。また、腸内の悪玉菌もプラスイオンで、マイナスイオンである善玉菌に攻撃を加えています。

図25　珪素が人間の健康に与える影響

① 血管の強化	珪素は血管、胸腺、リンパ節、肺、パイエルドーム、松果体、脳、肝臓、腎臓、卵巣、皮膚、筋肉、毛髪などを構成する成分。
② デトックス効果	新陳代謝がよくなることにより、体内に蓄積された成長ホルモンや抗生物質、薬物、油類などを体外に排出する。
③ 骨を丈夫にする	人体に欠かせないコラーゲンを増殖させ、皮膚の弾力性を保ち関節を守り、骨の骨質を改善し、骨や関節の形成不全や頭蓋骨の異常、皮膚障害などを防止する。
④ 抗酸化作用	体内に生じた活性酸素を消去する。毎日の食事で摂る酸化食品を体内で還元して腸内環境をよくし、血液の酸化を防ぎ、常に血液をサラサラにする。
⑤ 有害物質を体外に排出	毎日の生活で知らず知らずのうちに体内に取り入れた各種有害物質などを吸着して体外に排出させる。
⑥ ミトコンドリアの強化と増強	人間の全細胞内に存在するミトコンドリアは珪素で構成されており、ミトコンドリアの増殖と強化を促進させてエネルギー代謝を良くさせる。
⑦ 長寿遺伝子のスイッチをオンにする	細胞内で普段は活動しない長寿遺伝子（サーチュイン遺伝子）が働き始めるスイッチをオンにする。

こういった状態のなかで、テラヘルツを吸収した珪素はマイナスイオンを多く持っているので、珪素のかたまりともいえるテラヘルツを大量に体内に取り入れることで、私たちはさまざまなプラスイオンから自身を守ることができるのです。

じつは太陽電気に珪素（シリコン）板（シリコンプレート）が使用されています。シリコン板に太陽熱が照らされると、マイナスイオンを放出し（励起）、発電するからです。すなわち、マイナスイオンを放出しているのです。

私が長年、臨床の現場で体験してきた結果、**活性酸素の増加や腸内免疫の低下が原因で発症する各種がん細胞に対抗するため、珪素の力を借りることがもっとも重要**だと身をもって知りました。

珪素の大地である地球環境を見ると、珪素が豊富に含まれている地球は、人間の住みかとして最高の環境にあります。だから、人間は本来持っている健康で長生きできる自身のパワーをフルに発揮できると、健康で幸せな毎日を送ることができるのです。

珪素は波動として、テラヘルツ（超遠赤外線）を放射し、粒子としてマイナスイオンを放出して、全ての生命体に生命力を賦与しているのです。

珪素は血管を強くしコレステロールを取り除く

私たち人間の身体は約60兆個もの細胞でできていますが、約60日でそのすべてが入れ替わります。これを「新陳代謝」といいます。新陳代謝をスムーズに行うには常に約60の必須栄養素が必要となります。

それぞれの栄養素には、それぞれの働きがあります。たとえば骨にはカルシウムが、目には亜鉛が、皮膚にはコラーゲンが欠かせません。また、心臓や肝臓、すい臓なども臓器ごとに異なった栄養素が必要となりますが、そのすべてに珪素が含まれているのです。

つまり、**珪素は、細胞や臓器や各器官の構成にかかわり、その形成や修復をサポートするのに欠かせない栄養素であり、健康で長生きするために必要不可欠なもの**なのです。

なかでも珪素には、血圧600にも耐える強靭さがあり、しなやかで若々しい血管を保つために大きな力を発揮しています。身体の隅々にまで栄養を全身に運ぶ血管が、細胞レベルできちんと生まれかわれば老化現象を遅らせることができます。

さらに、珪素は物質の浸透性を上げる働きに優れているので、血管内に溜ったコレステロールなどの脂肪を洗浄し排出（デトックス）します。その結果、動脈硬化などの病気を

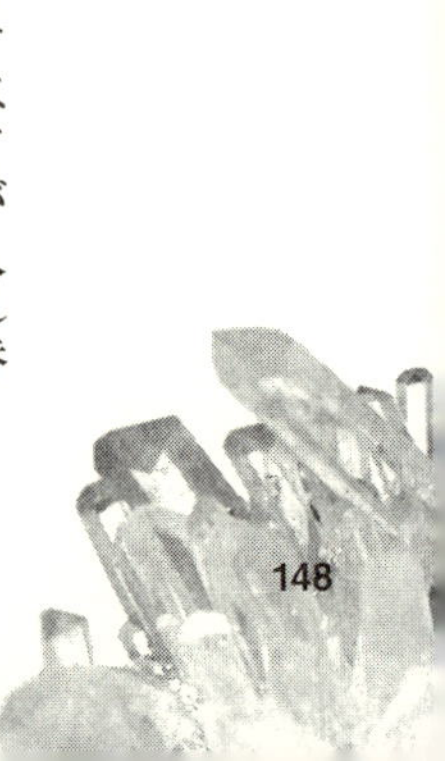

防ぐことができるのです。

珪素は骨を丈夫にし、肌の老化などを防ぐ

珪素が骨の強さに密接にかかわっていることも明らかになっています。

1970年代にアメリカの地方都市・フラミンガムで長期間行われた、疫学的調査研究、「フラミンガム子孫研究」では、住民2847人（30〜87歳までの男性1251人、女性1596人）を対象に、日々の食生活を長期間にわたり追跡調査しました。そのなかで食事で摂る珪素の量と骨密度の関係を調査したのです。

具体的には腰椎（背骨の腰の部分）と大腿骨頸部（足の付け根の骨）の骨密度を測り、一日あたりの珪素摂取量の関係を調べました。

その結果、珪素の摂取量の多いグループ（1日40mg以上）は、もっとも少ないグループ（1日14mg未満）に比べて骨密度が10%近くも高いことがわかったのです。つまり、**丈夫な骨を作るのに珪素は欠かせない**ことが証明されたのです。

ところで、骨はカルシウムとコラーゲンが互いにくっついて形成されています。珪素は

図26　珪素（Si）の人体への影響

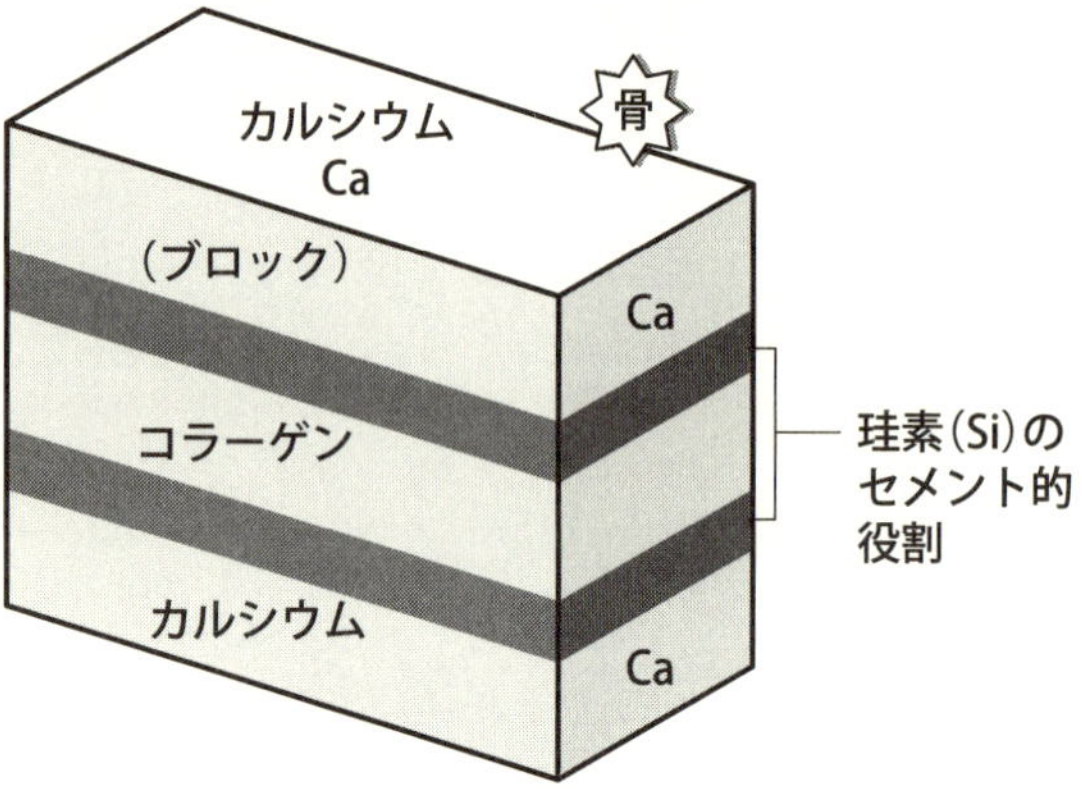

（骨は柔軟性と骨質が大事）

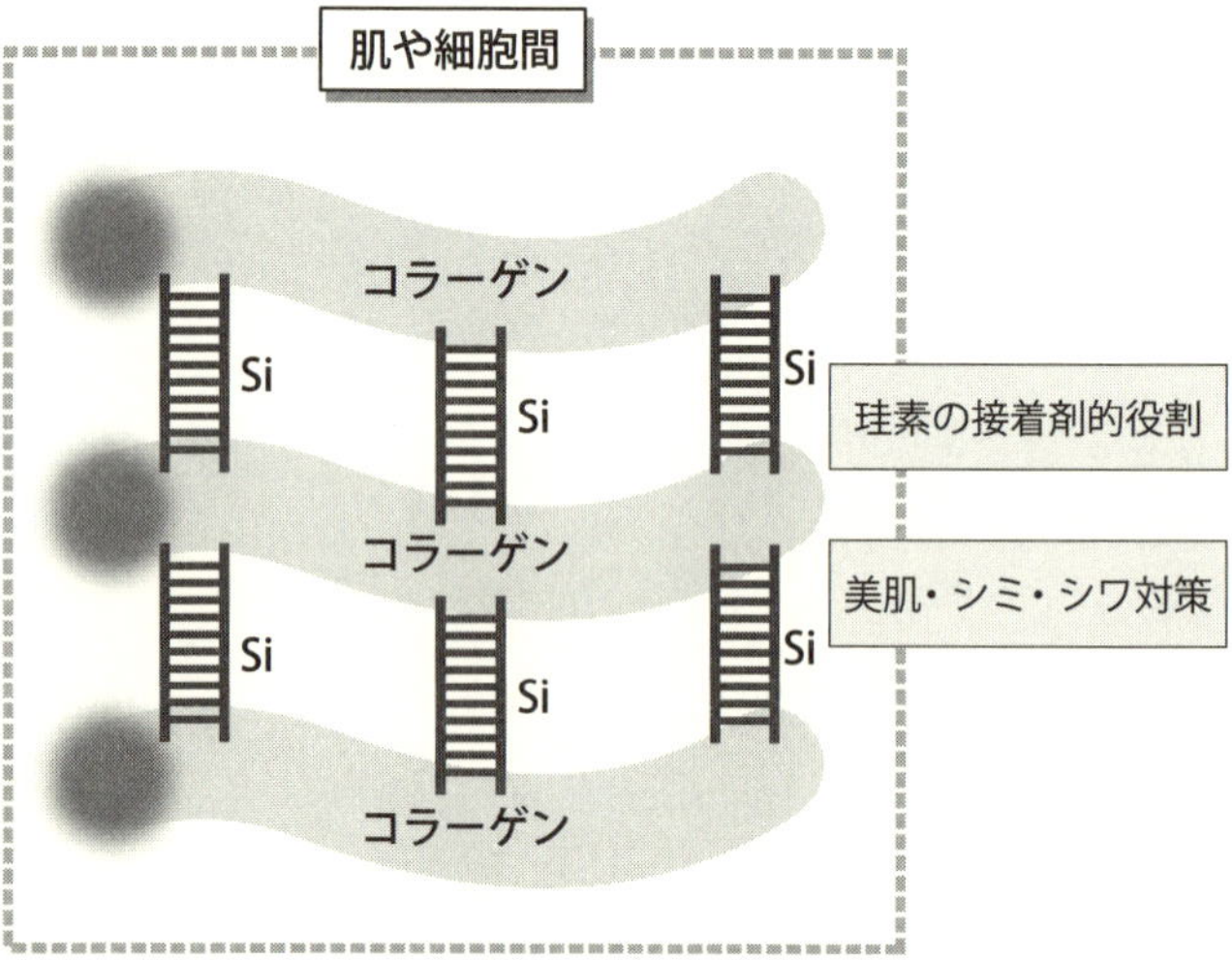

その二つをくっつける接着剤のような働きをしています。それにより骨を丈夫にかつしなやかにしているのです。

一方、骨以外でも、コラーゲンを多く含む肌や毛髪、爪、内臓などでも、珪素はコラーゲン同士をくっつける役割を担っています。だから、それらに珪素がしっかりといきわたっていないと、各組織や臓器などの健康状態が低下してしまうのです。たとえば皮膚のシミやシワなどを防ぐには珪素は欠かせません。

抗酸化作用があり、さらに免疫細胞の強化に欠かせない

第2章で人間の老化や病気の原因が、体内に知らず知らずのうちに溜まってしまった活性酸素が原因であることを説明しました。そんな諸悪の根源である活性酸素に対して、強い抗酸化作用を持つのが珪素です。

珪素は、体内で過剰に生まれた活性酸素から体内の組織が酸化されようとする働きを抑え健康な状態を維持してくれます。また、腸内でもさまざまに働き、腸内環境が酸化（腐敗）するのを防いでいます。

また、第3章で腸管免疫の重要性について詳しく述べましたが、その中心となるパイエルドームをはじめほかのリンパ節や胸腺などの免疫系器官にはたくさんの珪素が含まれており、珪素でできているといっても過言ではありません。

さらに珪素は、パイエルドーム内や体内のリンパ管や血液中などで活躍している各免疫細胞を活性化させる強いパワーを持っています。なかでもがん細胞にもっとも攻撃力が強いT細胞の活性化を最大限、バックアップします。同時にほかの各免疫細胞のパワーをより強いものにする働きが珪素にはあります。

だから、**珪素を多く含む食物繊維やファイトケミカルが健康な身体づくりには欠かせない**のです。

日常生活で取り入れた毒素を体外に排出する

私たちは日常生活を通じて、知らず知らずのうちにさまざまな有害物質を取り入れています。たとえば、養殖の魚には餌を極力少なくして早く成長させるために、餌のなかに成長ホルモンや病気対策のために各種抗生物質が加えられています。こういった飼育法は牛や豚、鶏の場合も同じです。

また、スーパーで販売されているハムやソーセージ、惣菜などにはほとんどの場合、保存料や色や味を調えるためにたくさんの人工添加物が加えられています。

これらの化学物質は自然には存在しない化学物質で、人間の身体には不要な有害物質といってよいでしょう。

ほかにも塩化ビニールと紙を一緒に低温で燃やすと発生する猛毒のダイオキシンや、ハウスシック症候群の原因物質となる建材や家具などから揮発する化学物質、さらには重金属類……。あげていくとまだまだたくさんあります。

これらの有害物質は少しずつ体内に蓄積していきます。そして、ある一定レベルを超えると何らかの病気を発症します。体内に溜った有害物質やそのほかの毒素や老廃物は、健康な状態でいると体内エネルギーによって体外に排出されますが、加齢や疲労などが原因で体内エネルギーが低下するとその力が弱ってしまいます。

そこで珪素の持つ、毒素を吸着して体外に排出させる力が見逃せません。**珪素が体内に十分な量があれば、尿や便となってそれらは体外に排出される**のです。

各細胞内のミトコンドリアの活動を活発にする

人間の身体は約60兆個もの細胞からできており、そのすべての細胞内にミトコンドリアという構造物（組織）が存在していることは第3章で説明しました。各細胞に存在するミトコンドリアの数は細胞によって異なります。ミトコンドリアの働きでもっとも重要なことは、食事から摂取した栄養素と酸素を使って、ＡＴＰ（アデノシン三リン酸）というエネルギーを放出する物質を作り出すことです。

ところで、最近の研究ではミトコンドリアには、質のよいものと質の悪いものがあることがわかっています。この二つのうち、質の悪いミトコンドリアが、加齢や悪い生活習慣などを続けていると増えていくのです。それが人間の老化のスピードを速めるのに大きな影響を及ぼすと考えられています。

また、ミトコンドリアの数そのものが少なくなると、老化防止機能や遺伝子の修復作業にかかわるパワーが落ちてしまいます。そうなると老化が早まり、がんなどの病気を発症しやすくなってしまうのです。

つまり、**人間が健康で長生きするためには、質のよいミトコンドリアをどんどん増やし**

て、**体内でのエネルギー代謝（生命力）を高めることが重要**となります。そこで、見逃せないのが珪素の持つ力です。そもそも、ミトコンドリアを構成しているのは珪素であり、**珪素はミトコンドリアの活動を活発にする強い力を発揮**しています。

長寿遺伝子のスイッチをオンにする

テレビや雑誌などで「長寿遺伝子」が取り上げられることもよくあります。この長寿遺伝子とは、すべての人間の細胞内にある遺伝子の一つです。通常はこの遺伝子は眠っていて活動していませんが、それが活動を始めると老化を遅らせ、寿命を延ばす働きをします。この長寿遺伝子は、**「サーチュイン遺伝子」**と呼ばれています。このサーチュイン遺伝子が活性化すると、細胞内のミトコンドリアが増え、異常なたんぱく質や質の悪いミトコンドリアが除去されて、質のよいミトコンドリアが次々と生まれるようになります。つまり**身体中の細胞がどんどん若返り、健康寿命が長くなる**のです。

しかし、サーチュイン遺伝子は通常、活動を行っていません。活動スイッチをオンにするには、カロリー制限、つまり空腹状態にする必要があります。というのも、人類は遠い昔、さまざまな飢餓の危機に直面してきました。そのなかで飢餓状態がしばらく続いても、私たち人類は生命を維持する装置として、体内に長寿遺伝子が働く生体メカニズムを備えるようになったのです。

ある研究結果では、毎日の食事の総摂取カロリーを25％減らした食生活を最低でも3週間続けると、サーチュイン遺伝子の数が増え、同時にミトコンドリアの数も増えたことが実証されています。

長寿遺伝子のスイッチをオンにするには間食や夜食を摂るのをやめて、毎日の生活のなかで適度な運動を行うことが必要です。同時に、**珪素がこのスイッチをオンにするのにとても効果がある**こともわかっています。

水溶性珪素は体内動向が明確で何より安全な物質

珪素の特徴として特筆できることは、口から入って体内に吸収され、その後、排出されるまでの経路と過程がはっきりと明らかになっている点があります。この一連の過程を「体内動態」と呼びますが、珪素の体内動態は科学的に明らかになっています。

図27 珪素の体内動態

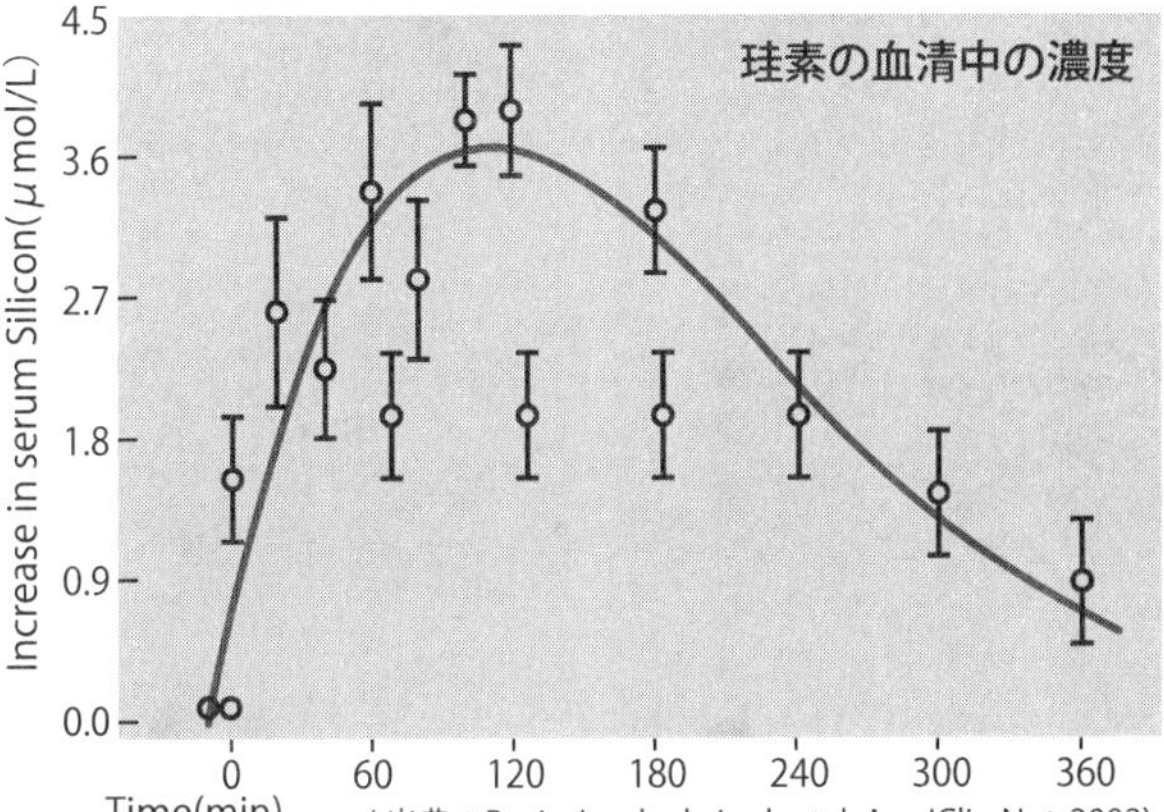

(出典:Ravin Jugdaohsingh etal, Am JClin Nutr2002)

珪素を食物として摂取すると、すみやかに血清中の珪素濃度が上昇し始め、120分でピークを迎え、その後徐々に減少していく。珪素の医品GLP(Good Laboratory-Practice)基準安全性試験では、遺伝毒性がないことも確認されている。

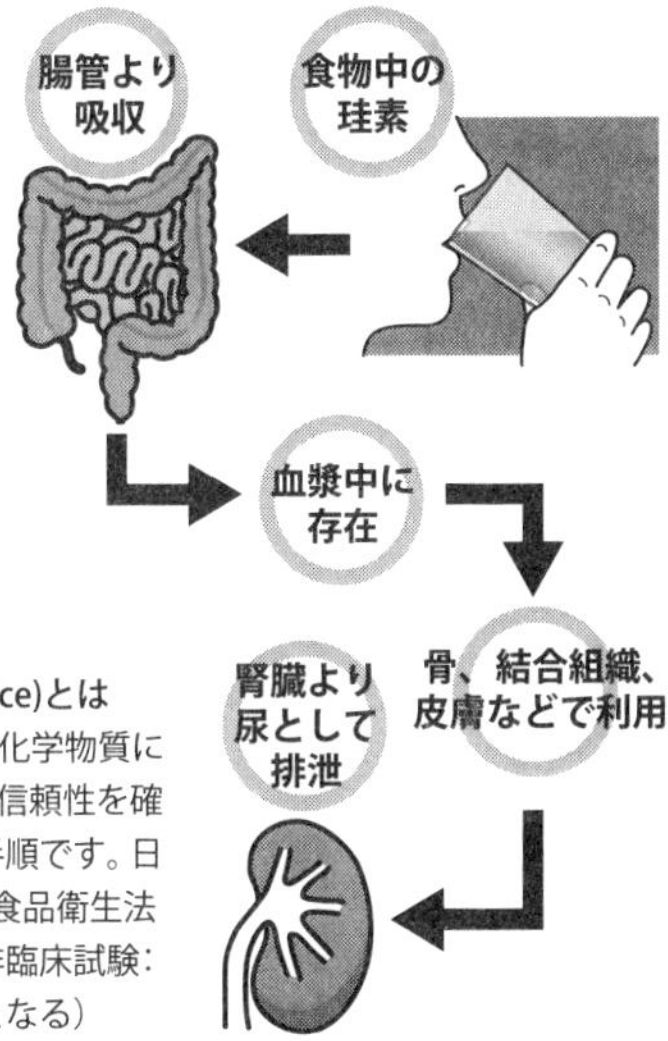

※GLP基準(Good Lanoratory Practice)とは
1979年6月にアメリカで実施された化学物質に対する試験検査の精度確保、確認の信頼性を確保することを目的とした標準作業手順です。日本では「優良試験所基準」と訳され、食品衛生法の検査等にも適用されています。(非臨床試験:動物試験等特に安全性試験の基準となる)

具体的には、図27にもあるように珪素を食物から摂り入れると120分で血清内の珪素濃度がピークを迎え、3~9時間かけて尿から排出されます。つまり、**食物由来の珪素は腸管ですみやかに吸収され、各免疫細胞を活性化するなどの働きをした後、役割を終えた珪素は尿のなかに移動し、体外に排出される**のです。

医薬品はもちろん、健康食品は体内動態同様に、人体にとっての安全性が何より求められます。珪素は食品衛生法によって**「人の健康を損なうおそれのない物質」**として厚生労働省からお墨付きを得ています。

ドイツでは必須栄養素として知られる珪素

「はじめに」でも触れたように、医療先進国であるドイツでは、珪素が人間の健康にとってとても重要な栄養素であることは、昔から知られています。

ドイツでは、「病気にならない身体づくりをすること」が究極の医療である、と考えられています。そういった状況から、医薬品のほかにハーブなどを使った自然療法（代替医療）が昔からとても盛んなのです。

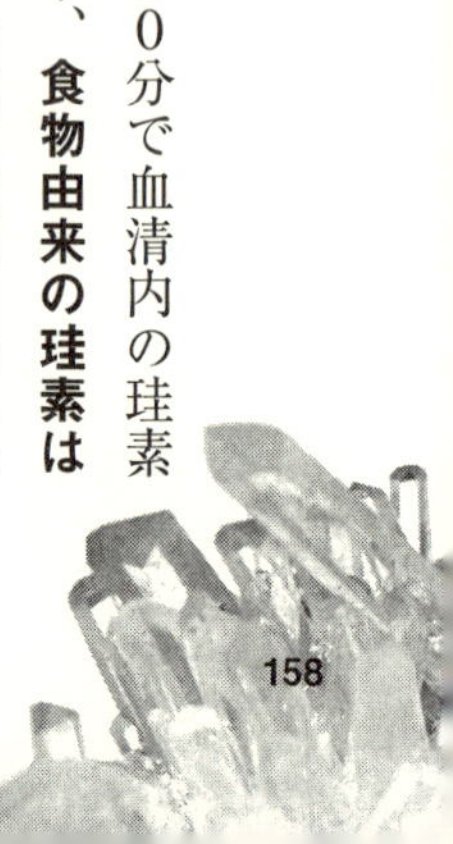

さらに、日本ではサプリメントは栄養補助食品と見なされていますが、ドイツでは人間の身体に必要な栄養素として必要不可欠なものと考えられてきました。

ですから、原料は汚染されていない自然由来のものを使用し、製造については製薬レベルと同程度の厳しい基準が設けられています。また、効果も臨床実験で医学的に実証しなければなりません。こういった厳しい基準をクリアしたものだけが「レホルム製品」という名称で販売することが認められています。

ドイツ国内では、レホルム製品を専門に扱うレホルム・ショップが至る所にあります。そんなドイツで、もっとも人気があるサプリメントが珪素系のものなのです。現在ではドイツのほかにヨーロッパ各国でも、それらは大いに売り上げを伸ばしています。

このように**珪素はドイツをはじめヨーロッパ各国では、長い間、珪素が人間にとって必要な栄養素であると認知されている**のです。

Dr.Kanno の腸の話②
ヨーグルトを食べると気分が明るくなる?

P44 で「活性酸素を減らす要因」としてあげているヨーグルトは、腸内環境を改善する食品としても知られていますね。ヨーグルトに含まれている、身体によい働きをしてくれる生きた細菌（プロバイオティクスなど）は、下痢や大腸炎の症状緩和や免疫を強化するために効果があります。

また、腸内細菌は脳内化学物質にも影響を及ぼす可能性もあるそうです。つまり、腸内環境を整えるヨーグルトを食べると、明るくなり、気分がよくなるかもしれないというのです。

このように身体によいヨーグルト。ぜひ、毎日の食事に取り入れたいですね。

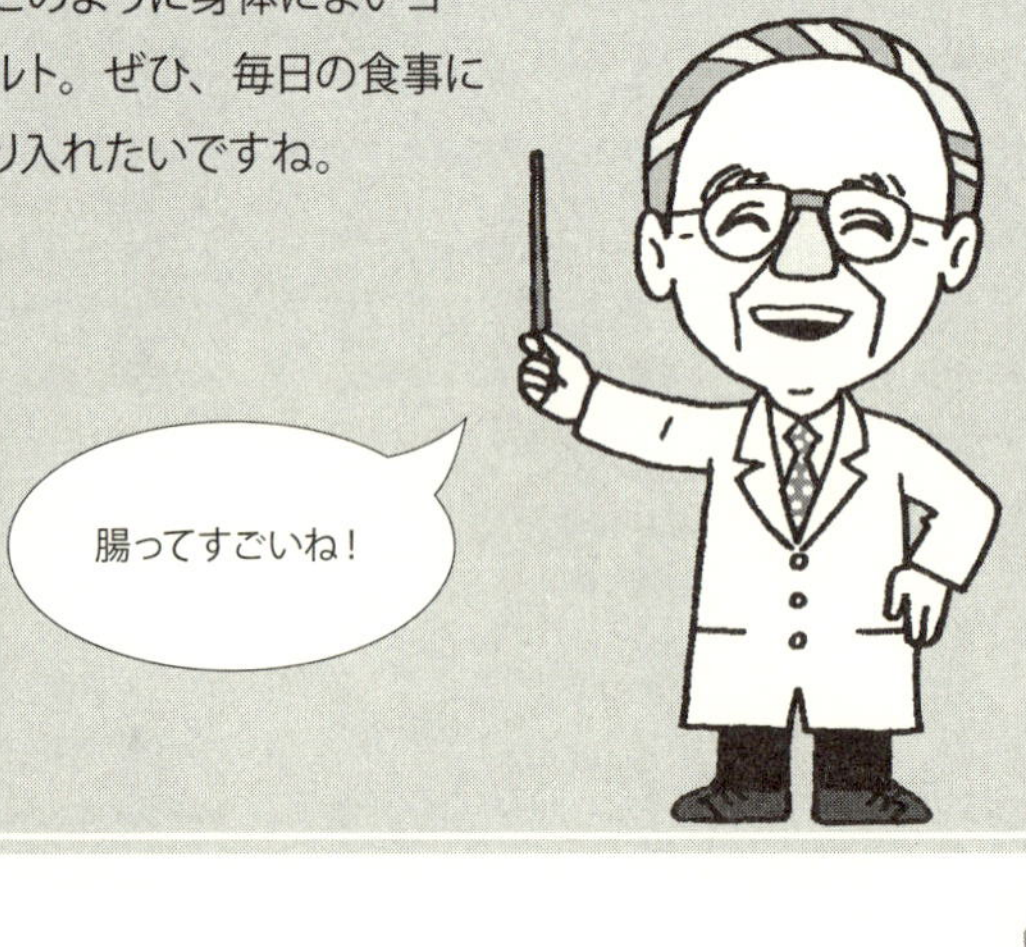

第5章

私の医療に対する想い

私のインスピレーション医学の根本にあるもの

発明王・エジソンが成功の秘訣を問われ、「１%のインスピレーション（ひらめき）と99%のパースピレイション（努力）」と答えたという有名な逸話があります。

また、１９７３年にノーベル物理学を受賞した江崎玲於奈氏は、「科学は客観的、論理的であるが、科学者の研究実態は、直観と霊感を頼りに暗中模索するなかで主観的、情感的な側面が強い」と述べています。

つまり、学問を探究する人は、理屈を超えたインスピレーションつまり、理だけではない、理を動かす背後にある何らかの力を知ろうとしていると江崎先生は述べているのです。

さらには遺伝子研究の権威である村上和夫・筑波大学名誉教授も、遺伝子研究に深く踏み込むほど、人知を超えた「サムシング・グレイト（something great）」つまり、「偉大なる何者か」の存在を想定せざるを得ないと語っています。

対象というものは、人間を見る見方や方法に従って応えてくれます。それを、往々にして人間は真理だと思ってしまいがちです。ところが、人間の見ている範囲は非常に狭いものです。

つまり、人間は真理の一部を望遠鏡や顕微鏡で覗いているに過ぎないのです。

「私たちは浜辺で、より美しい貝殻や、より滑らかな小石をあちこち探し求めている子どものようなものである。未知の真理の大海は眼の前に果てしなく広がっている」と、かのニュートンもいっています。

つまり、わかったようでわかっていないのが、真理なのだと私は思っています。

治療をする上でもっとも心がけていること

医学とは病気に罹った人に対し、これまでの医療を実際に行い効果が確かめられている治療や投薬を行うことが基本とされています。

医学とは長い歴史をかけて、それぞれの病気にどんな治療が適しているのか、どの薬が効果があるかを調べ、それらが正しいことを証明し、それらを実際の治療に役立ててきました。地道な研究と実際の治療の積み重ねによって、現在の医療が確立されてきたことは間違いありません。

しかし、その過程のなかで、同時にある種の哲学的な思考やひらめきがなければ、なかなか正解にたどりつくことはできないのではないかと私は考えています。

つまり、医学という学問も、その研究の途中に、ひらめきやインスピレーションがとても重要だと私は思うのです。言葉を変えると、まだ証明できていないことを敏感に感じ取る力が、求められているのです。

そして、**医師のもっとも重要な務めは、病に苦しむ患者さんを、正常な状態に戻してあげること**にほかなりません。これが私の治療で心がけていることなのです。

腸を元気にしてくれる三つの食べ物

この本では、腸こそが人間の健康にとってもっとも重要な働きをすることを何度も述べてきました。また、腸の活動を活発にするには何より毎日の食生活が大事だということも説明してきました。

最後にもう一度、腸が喜ぶ食物が三つあることを覚えておいてください。そこで大前提となるのが、**珪素を多く含む食品こそ腸がもっとも喜ぶもの**ということです。

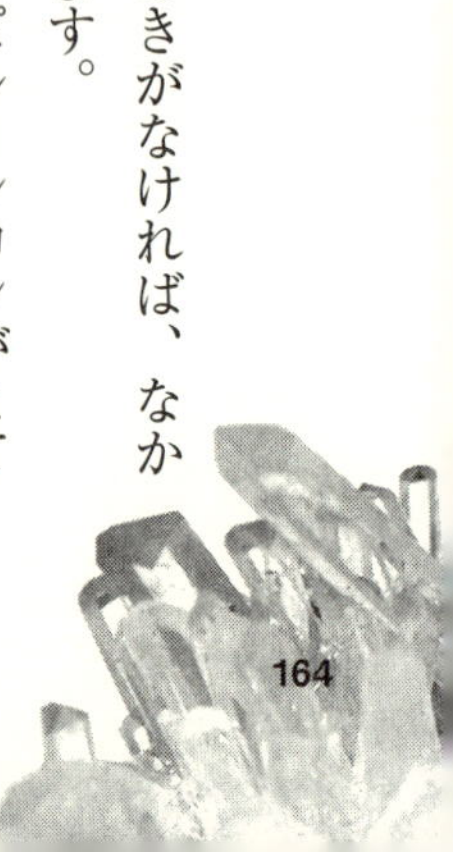

①食物繊維の多いもの

なかでも水溶性の食物繊維は腸で吸収されるので、それを多く摂るよう心がけましょう。それらは117ページの図19を参考にしてください。また、非水溶性の食物繊維も便通をよくしますので、大いに腸の働きを助けてくれます。

②発酵食品

発酵食品には動物性と植物性の二つがあります。日本人になじみの深いものは、味噌や漬物、納豆などです。つまり和食に欠かせないこれらの食品を多く摂るようにしましょう。また、最近ではさまざまな種類のチーズやヨーグルトもありますが、これらもとてもよいことはいうまでもありません。

③ステンレス食材（さびない食品）

腸だけでなく身体のさまざまな臓器や器官、血管、そして細胞をさびさせない食品です。これらは第3章で詳しく述べた抗酸化作用がとても強い野菜や果物などです。それらにはポリフェノールに代表されるファイトケミカルが多く含まれています。

一方、腸を元気にするためには、低体温には気をつけなければなりません。それには体温を上げてくれる食べ物、たとえば根菜類や豆類、ショウガ、辛子など、さらには青魚などを摂るとよいのです。

身体全体を元気にするには、何よりまず腸を元気にすることが重要であることを忘れずにいてください。

人生分け目の「カ・キ・ク・ケ・コ」

身体全体の免疫力を上げるために、食べ物と同じくらい大切なことは毎日の精神状態です。いつでも明るく、楽しく、前向きな人生を送ることを心がけたいものです。

人間を生かし、免疫力を増強し、がんや難病などに勝つエネルギーを私は、「善玉エネルギー」と呼んでいます。一方、その反対に人を殺すエネルギーは「悪玉エネルギー」です。

宇宙から私たち人間に降り注ぐ光によって善玉エネルギーはどんどん増え、人間の心を活き活きとしたものにしてくれます。

一方で人間の感情のなかでネガティブなものが悪玉エネルギーで、これらが積もり積も

図28　善玉エネルギーと悪玉エネルギー

善玉エネルギー	悪玉エネルギー
宇宙からの光（エネルギー）は、太陽のプリズムのように人を活性化する7大エネルギーを照射しています	⋮ 人を殺すエネルギー（邪気）
1. 明るい	1. 恨む
2. 楽しい	2. つらむ
3. 温かい	3. ねたみ
4. 優しい	4. 憎しみ
5. 美しい	5. 苦しみ
6. 嬉しい	6. 悲しみ
7. 愛しい	7. 痛み

＊善玉エネルギーは「い」で終わり、悪玉エネルギーは「む」と「み」で終わる。

ると肉体にも大きな悪影響を及ぼしてしまいます。

人生の分け目は、まさに「カ・キ・ク・ケ・コ」です。

つまり、カ＝感動、キ＝希望、ク＝工夫、ケ＝決断、コ＝恋心、好奇心、向上心、これらを常に心がけていれば明るく、楽しく、前向きな人生を送れます。

しかし、逆の「カ・キ・ク・ケ・コ」もあります。カ＝カッカしやすい、キ＝気遣いが多い、ク＝クヨクヨ、ケ＝ケンカ早い、コ＝コセコセ、根気なし、こういった精神状態でいると、免疫力が落ちてしまいがんにも罹りやすくなってしまうのです。

ところで、医学的見地からすると、がんに勝つ**「勝利の3条件」**があります。第一番目は「貧血」がないことです。そして、第二は血液のうちの白血球に含まれる顆粒球とリンパ球の比率を表すG／Lの値が2前後であること。この場合、Gは顆粒球を、Lはリンパ球をそれぞれ表しています。この数値は血液検査を行うとわかります。第三はがん検診などで行われる腫瘍マーカー測定結果が正常値にあることです。

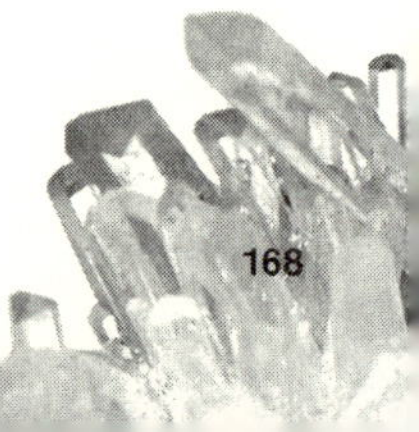

図29　勝利の3条件

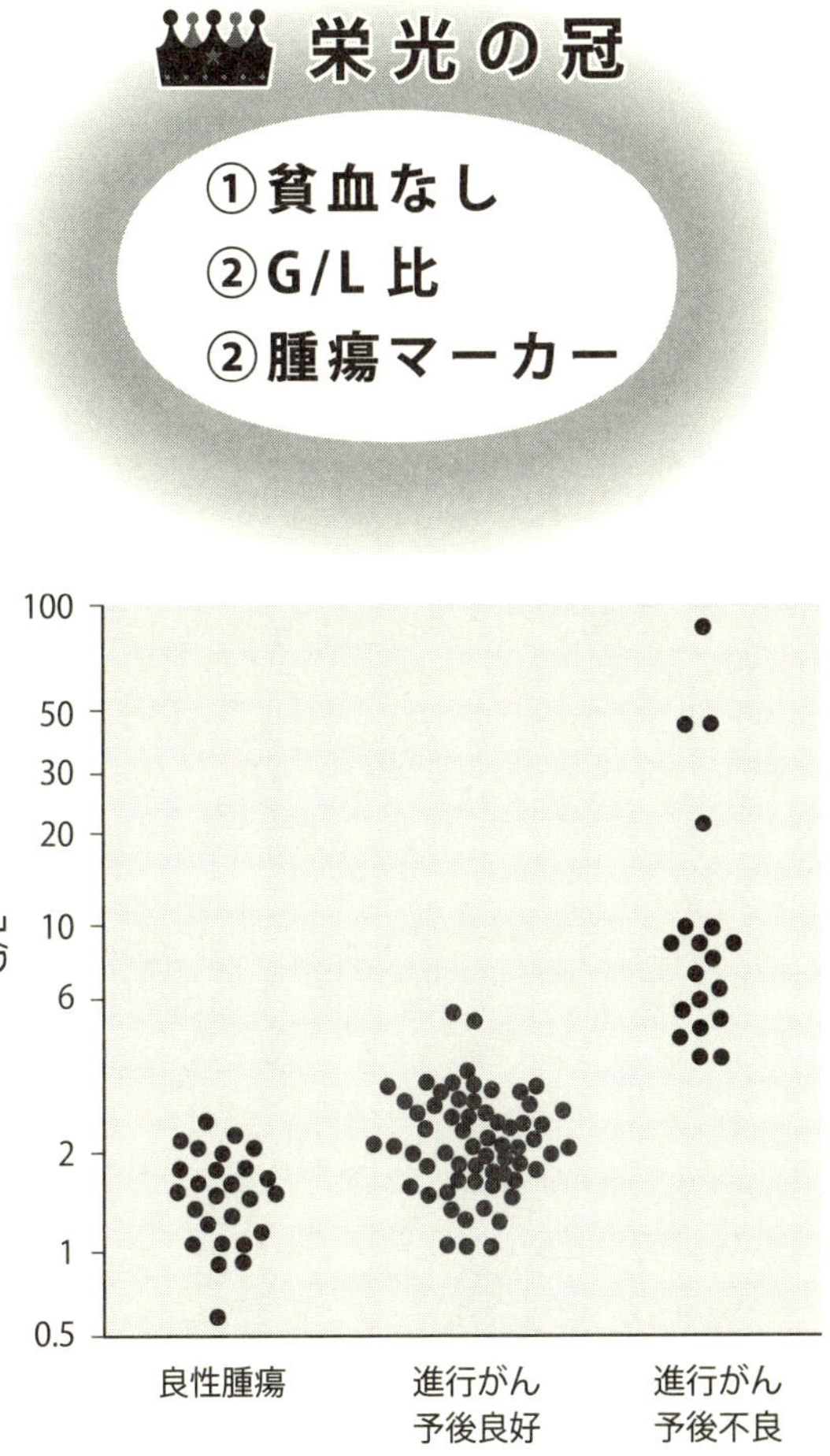
栄光の冠
①貧血なし
②G/L比
②腫瘍マーカー
100
50
30
20
10
6
2
1
0.5
G/L
良性腫瘍
進行がん
予後良好
進行がん
予後不良

がんに勝つには絶望を否定することが肝心

私はこれまで末期がんの患者さんを数多く治療してきました。多くの方がほかの病院で標準治療を受けてきたにもかかわらず、どんどん悪化したり他の箇所に転移していました。そういった患者さんを私は自然免疫医学で治療し、6割以上の成功した結果が出ています。この治療では、前でも詳しく述べましたが、**「食の養生」、「生活養生」、そして「心の養生」が三本柱**となります。

実際にがん患者は、心の持ちようで生存率が大きく変わります。がんを告知され、絶望のどん底にいては、治るものも治りません。でも実際にがんを宣告され、治療の結果がなかなか現れないと、大きな不安を抱いてしまうのも仕方のないことです。そして、絶望してしまう患者さんが多いのも当然のことです。

ところが、がん治療において絶望こそが最大のネックとなります。そこで私は、私のところにやってきた患者さんには、絶望すなわちネガティブな気持ちが前向きなポジティブな気持ちになれるよう、さまざまなお話をして励ましてきました。このあたりは私がかつて牧師であったことが大きくかかわっていると思っています。

図30　臨床報告

慢性リンパ性白血病／52歳・女性（2009年5月当時）

・2008年12月　人間ドックで診断を受ける

・2009年3月12日　K総合病院で3日間連続抗がん治療を受ける

・2009年5月25日 キャンサーケアクリニック神田初診

VC50g 10回コースに入る

＊治療5回目から疲労感がなくなり、食欲が出てお腹の調子も改善。アトピー様の皮膚もツヤとなめらかさが出た（患者さん個人の感想です）。

		2009/06/01	2009/07/02	
（I）	貧血（376～500） Hb（11.3～15.7）	442 13.2	454 13.9	貧血なし
（II）	G/L比	5.2	1.6	安全圏
（III）	腫瘍 TPA（70以下） マーカー span-1（30以下）	12 1.9	20 1.0以下	正常値
	蛋白値（6.7～8.3） アルブミン（4.0～5.0）	6.5↓ 3.8↓	7.3 4.4	正常値

図31　心の持ちようでこんなに違う！がんの生存率

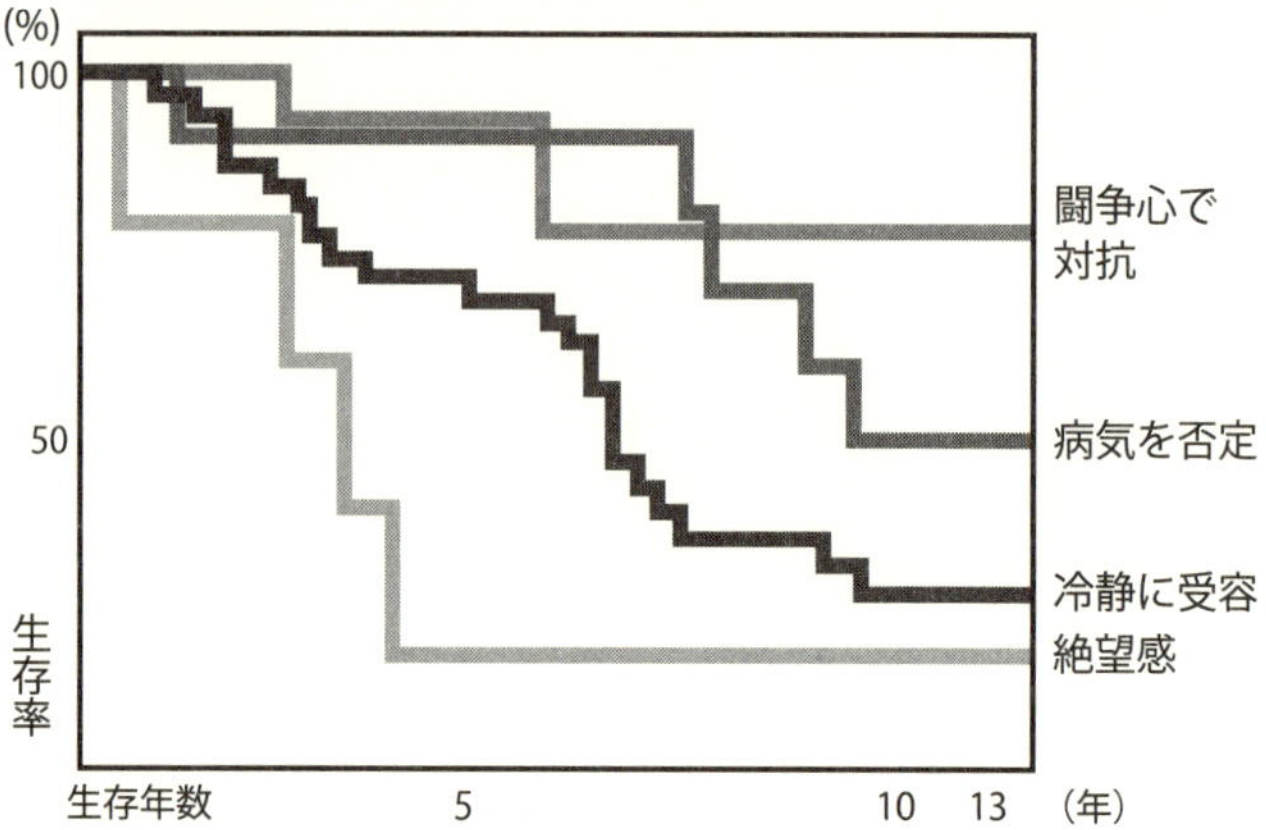

出典：Pettingale KW;Morris T;Greer S;Haybittle JL:Mental attitudes to cancer: an additional prognostic factor.Lancet 1985i750

「絶望してばかりではダメですよ。そこから少しでも立ち直る努力をしましょう。

それにはまず、絶望している自分の今の気持ちを強く否定してください。本当にそう思えるまで強く否定しましょう。それができると、あなたは絶望（否定の心）を否定することになり、ネガティブな気持ちから脱出できたことになります。それができると、がんと戦おうという積極的な気持ちになれます」

こんなふうに患者さんにお話ししてきました。つまり、絶望という「否定」を「否定」することで「否定」を「肯定」に転じることができます。肯定の気持ちになれると、今の状況を受け入れ積極的にがんと向き合って戦おうという前向きな気持ちになります。こういう気持ちを持つことが、がんに打ち勝つためにもっとも大切なことなのです。

宇宙エネルギーこそが人間の元気の源

常時、地球にはとてつもない量の宇宙エネルギーが注がれています。それらが人間が元気で生きる上での源となっていると私は考えています。

たとえば、とても大きな星が爆発をする際に大量に放出されるといわれるニュートリノは、宇宙のかなたから地球に降り注ぎ、なんと1秒間に数兆個、私たちの身体や地球を通り抜けています。

そして、本書の冒頭でも触れたテラヘルツは超遠赤外線で、1秒間に約10兆回ほどの、ものすごい振動を行い、人間の身体に降り注いでいます。

テラヘルツは、人間の身体を構成する細胞や遺伝子などのたんぱく質と共振し、それらの活動を活発にするといわれています。だから、「命の光」とも呼ばれているのです。

人間や地球上の岩石のほとんどに含まれている珪素は、このテラヘルツを内部に吸収し、その後、外部に向かって放出しています。

また、育成光線とは、太陽光線のなかの赤外線の一つで、人間の身体にもっとも効果的に作用する自然エネルギーとして、人間のみならず全生物の代謝や成長、育成に欠かせないものなのです。

さらには、シューマン波（共振）という波動もあります。これは、地球の表面と地球を取り巻く大気の上層にある電離層の間を一定の周波数で地球を周回している電磁波です。シューマン波は、人間がリラックスした状態のときに脳内で放出するα波とほぼ同じ周波数で振動しています。

鉱物のなかで眠り、植物のなかで夢を見て、目覚める

宇宙からさまざまなエネルギーが地球に向けて降り注いでいますが、それらが科学的にどのような特性を持つのかは、まだはっきりと解明されていません。

しかし、私は宇宙エネルギーとは宇宙意識であり、地球に降り注ぐ宇宙エネルギーは、

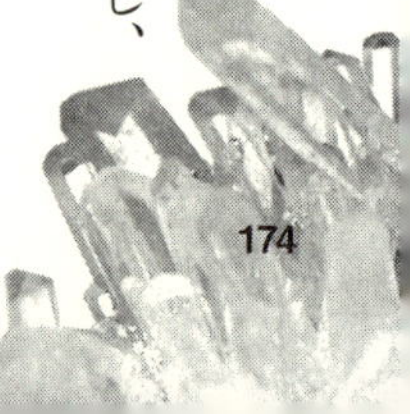

「（地球上の）鉱物のなかで眠り、植物のなかで夢を見て、目覚める」と考えています。

どういう意味かというと、まず、さまざまな宇宙エネルギーが地球に到達すると、その多くは地球の表面を覆う岩石などに含まれる珪素に吸収され、長い眠りの状態に入ります。そして、地中に根をはる植物たちが、根っこから土中の宇宙エネルギーを含む珪素を吸収し、それを栄養分として成長します。まさにこのとき、夢を見ているのです。

その後、宇宙エネルギーを十分に吸収した珪素を含む植物を、人間を含めた動物が食べることで地球上の動植物すべてが、宇宙エネルギーに満ち溢れた珪素の恩恵を受けている状態になります。

植物だけではなく海藻類やキノコ類には珪素が水に溶けた状態で多く含まれていることは、前でも説明しましたが、これらには同時に宇宙エネルギーが満ち溢れているのです。

さらに重要なことは、珪素が鉱物の状態から水に溶けて水化珪素や珪化水素と呼ばれるものになるということです。

水に溶けた珪素はさまざまな食物に含まれるだけではありません。自然水に溶け込んだ珪素を多く含むナチュラル・ミネラルウォーターやサプリメントが、現在では数多く市場に出ています。

珪素は水に溶けることで「開花する」のです。また、珪素は水のなかで微細なコロイド状になることで、初めて人間の身体に取り入れられるのです。そして、それは宇宙エネルギーを取り入れることにほかなりません。

宇宙の誕生にかかわる素粒子

物質をどんどん細かくしていくと原子になります。原子は原子核を中心に、その周りを電子が取り囲んでいます。原子核をさらに細かく見ていくと、陽子と中性子があり、陽子や中性子が素粒子（クォーク）によってできていることが解明されています。

素粒子にはさまざまな種類がありますが、物質でありながら光でもあり波動でもあるという性質を持っています。

ところで、宇宙の始まりはビッグバンという途方もないほど大規模な爆発によってできました。また、宇宙は何度も古い宇宙が滅び、ビッグバンによって新しい宇宙ができたという考えもあります。

ビッグバンに大きくかかわっているのが素粒子の一つ、ニュートリノだとする学説があります。つまり、素粒子は人類のみならず宇宙、さらには生きとし生けるものすべての誕生にかかわっており、私は素粒子とは命であり愛であると考えています。

ビッグバンをはじめ宇宙の誕生についての学説は現在の科学ではすべて証明されているわけではありません。しかし、私は、こういった考え方が東洋の考え方（漢方理論）にとても共通していることに注目しています。

「陰極めれば、陽となる」という言葉があります。陰とは極小の世界すなわち素粒子の世界です。そして、陽とは極大の世界すなわち宇宙を指します。つまり、陰が極まるという意味は、ニュートリノをはじめとする素粒子がとても小さな体積中に、ものすごい重力で集まることでビッグバンが起き、すなわち陽（宇宙）が誕生することを意味しているのです。

人間は見えないエネルギーと見えるエネルギーが調和して生きている

最後に、改めて人間の身体を考えてみましょう。

人間という生命体は、見えないエネルギーと見えるエネルギー、すなわち精神エネルギーと物質エネルギー（食物）を上手に体内に取り入れて生きています。

この二つのエネルギーが互いに補完し合い、それぞれに対応する器官や臓器が各々きちんと働くことによって、人間は健康体でいられるのです。

精神エネルギーにかかわる臓器や器官は、神経系、内分泌系、免疫系の三つです。また、物質エネルギー（食物）にかかわる臓器や器官は、肺系、腎系、胃腸系です。これらの働きについては、本書で述べてきました。

この二つのエネルギーの関係は、ちょうど図32にあるように、ユダヤの人たちやその信仰を象徴する六芒星（ヘキサグラム）と呼ばれる形状になります。本来は調和がとれて美しい形をしています。

しかし、現代人の多くは、知らず知らずのうちにその形が崩れ、その結果、健康を害してしまいがちな生活を送っています。がんの発症もその一例ということができます。

水に溶けた珪素を含む水こそが「生命の水」

この二つのエネルギーを上手に取り入れて、いつまでも健康で若々しく生きていくため

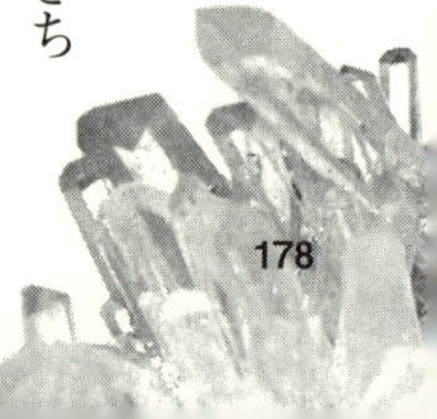

図32　生命体構造

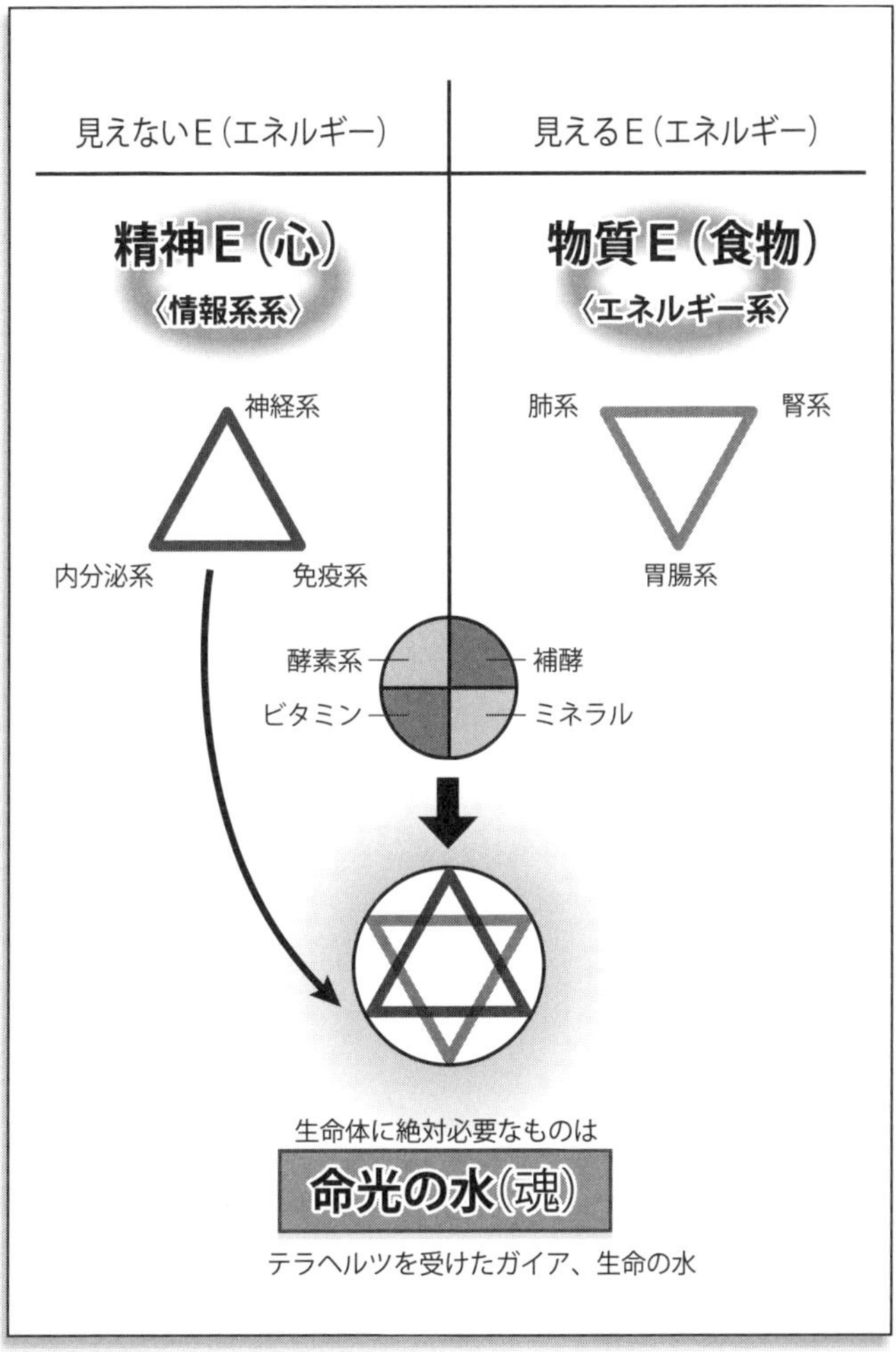
見えないE（エネルギー）
見えるE（エネルギー）
精神E（心）
〈情報系系〉
物質E（食物）
〈エネルギー系〉
神経系
内分泌系
免疫系
肺系
腎系
胃腸系
酵素系
ビタミン
補酵
ミネラル
生命体に絶対必要なものは
命光の水（魂）
テラヘルツを受けたガイア、生命の水

に、絶対、欠かせないもの、それが「命光の水」です。

命光とは「命の光」であり、それはテラヘルツにほかなりません。テラヘルツは地球上に大量に降り注ぎ、それらは地球の表面を覆う岩石や砂、土に含まれる珪素に吸収されます。

そして、テラヘルツを大量に吸収した珪素はやがて、鉱物から水に溶けた状態へと変化します。それが「命光の水」、すなわち生命の水なのです。人間はこの生命の水を体内に十分に取り入れることで健康でいられるのです。

ところで、地球のことを「ガイア」と呼び、地球全体を一つの生命体とする考え方があります。全宇宙には数えきれないほどの星があります。しかし、そのなかで奇跡的に地球には生命が誕生し今日に至っています。

そのもっとも大きな理由として、地球上に水が生まれ、それが長い年月をかけて生命の水となり人間を含めさまざまな生物を誕生させたと私は確信しています。

本来、個体である**珪素が水のなかで微細なコロイド状になったものが、全人類の健康に対するもっとも重要なカギ**であることを、忘れないように心がけていきたいと思います。

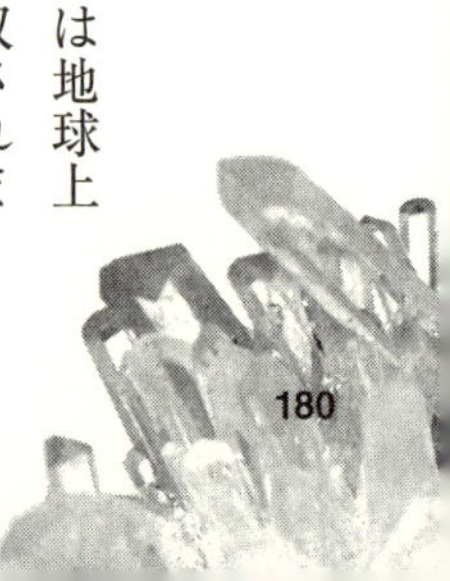

【追記】水溶性珪素の選び方と摂り方

最後に、改めて水溶性珪素の選び方と摂り方について触れておきましょう。

最近、数多くの水溶性珪素を目にしますが、珪素は水晶や石英から抽出した「鉱物由来」と籾殻やスギナから抽出した「植物由来」の2種類に分けることができます。

ほかには韓国や中国で作られた珪素素材を日本で再加工している商品もありますが、それらのなかには食品としての輸出が認められず雑貨として輸出されているものもあります。

水溶性珪素にもいろいろなものがあり、製造方法が異なるので慎重に選定する必要があります。

残念なことに一部の珪素には、実際に外部の分析機関で分析試験を行った結果、パッケージなどに表示されている珪素含有量よりも著しく少ないものがあるそうです。

また、逆に実際の珪素含有量が多ければいいというものではありません。食品として配合できる珪素含有量は、食品衛生法で定められています。

その数値は二酸化珪素（SiO_2）で2％以内であり、珪素（Si）に換算すると0・93％、つまり9300ppm 以下となります。

読者の皆さんのなかには、「どの珪素がいいの？」と迷う方も多いでしょう。

基本的には安全性や機能性のエビデンスが取得されていて、そのデータが公開されているものをおすすめします。

また、外部の分析機関での試験結果のほか、専門の学会や研究機関で研究されて学術発表の実績が豊富で、大学との産学連携も積極的に行っているような珪素であれば安全性や機能性には問題ないと考えてよいと思います。

少し前に、土砂崩れによって流出した珪素の粉塵を吸い込むことで発がん性があるというニュースがありましたが、それを見て不安になった方もいるかと思います。この珪素の粉塵とここでお話する珪素とは全く別のものになります。

珪素には大きく分けて、「結晶性」と「非晶質（アモルファス）」の2種類があります。

この度のニュースに出てきた珪素の粉塵は「結晶性」ですが、水溶性珪素とは「非晶質（アモルファス）」を指します。粉塵とは大気中に浮遊している微細な固形粒子ですが、それを吸い込むことが身体によいはずがありません。

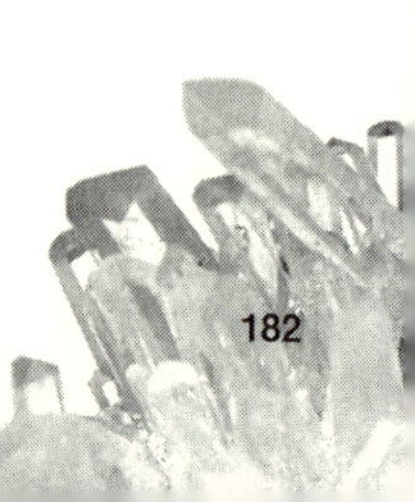

珪素は完全に水溶化されて非晶質（アモルファス）となることで、身体へ吸収されるミネラルとしての機能性を持つ珪素成分となり、その珪素が「水溶性珪素」と呼ばれています。

この水溶性珪素は、基原料が水晶や石英などの鉱物でも籾殻やスギナなどの植物からでも抽出することができます。一般的には、「植物由来だから安心」というイメージがありますが、植物由来であっても結晶性のものもあり専用の装置で分析しないと非晶質（アモルファス）だという判断をすることはできません。

また、珪素を販売する会社も見極めることも大切です。

販売実績が長く、どんな質問にも応えてくれるような安心感を持てる会社の珪素を選びましょう。長い間、製造・販売し続けているということは、珪素に対する知識も豊富で多くの症例データも持っていると考えられます。

韓国製や中国製の珪素商品であっても正規のルートで食品として輸出されており、安全性や機能性のエビデンスが十分に取れていれば問題ありません。

また最近では、健康食品製造工場のＧＭＰ取得が急速に進んでいます。ＧＭＰとは、Good Manufacturing Practice（適正製造規範）の略で、原材料の受け入れから製造、出荷まですべての過程において、製品が「安全」に作られ「一定の品質が保たれるようにするための製造工程管理基準」のことです。

米国では既に健康食品のGMP取得が義務づけられています。国際的にもGMPの義務化や自発的な取り組みが推進されており、日本もいずれ義務化されることでしょう。GMP工場で製造される商品は医薬品レベルの厳しい安全衛生基準をクリアしているので商品選定の目安にもなり、すでにこのGMPという厳しい衛生基準をクリアした珪素商品も多く販売されています。

もちろん、珪素だけをたくさん摂ることが病気を治す近道ではありません。人が病気になる原因の一つには偏った食生活による栄養失調があり、それぞれの組織に必要な栄養素を補うことで正しい新陳代謝に変わっていきます。

しかし、身体に必要な栄養素を食生活で摂るのは難しい時代になってきました。珪素のほかにもプロポリスやイミダペプチド、ビタミンC、核酸、黒ニンニク、レスベラトロール、シアル酸、イタドリ、イチョウ葉、黒ショウガ、葉緑素、フコイダンなど、世界中の病院や大学などの専門機関で数多くのエビデンスが取れているものはたくさんあります。

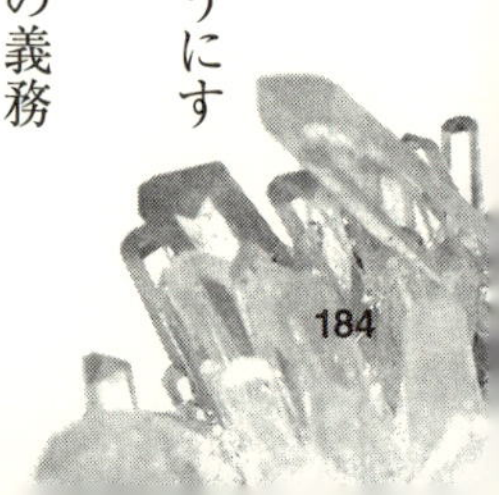

それらと珪素を一緒に摂ると相乗効果が期待できます。

珪素は食品に限らず、美容や農業畜産分野にも広く普及し始めています。今後もあらゆる分野で開拓される可能性に期待しています。

おわりに

私はこれまでの三十年にわたり、病に苦しむ患者さんの診療に携わってきました。

自然免疫医学を立ち上げ、がんを患う多くの患者さんと接し、なかでも末期がんの方々に治療を行い、多くの方が危機的状況から生還されるサポートをしてまいりました。

そういった治療を行うなかで、珪素が自然免疫医学に欠かせないものであることを強く認識するにいたりました。

珪素はもともと鉱物ですが、それが水のなかで微細なコロイド状になった状態で存在する**水溶性珪素こそ、さまざまな病気の治療だけではなく人間の健康や美容に欠かせないもの**だと強く感じています。

私が副会長を務める日本珪素医科学学会では、珪素全般にかかわる研究をし、その研究成果を広く社会に活用することを目的としています。

当学会には、医学分野のみならず工業、環境、農林畜水産分野など多彩な学識経験者が参加しています。会員たちは、珪素の革新的な技術を用いて、それぞれの分野で社会に貢献できる事を目的に日夜、研究に励んでいます。そして、その成果はさまざまな分野で花開きつつあります。

本書の出版にあたりましては、日本で最初に水溶性珪素を世に広めた日本珪素応用開発研究所の金子昭伯所長に、多大なるご支援をいただきましたことを心から感謝申し上げます。

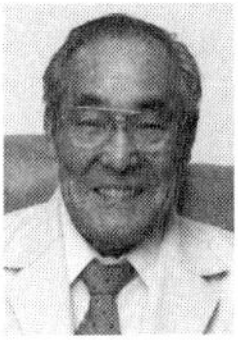

■著者プロフィール

菅野光男（かんの・みつお）
医師・医学博士

1959 年　キリスト教（S.D.A）牧師就任
1980 年　4 月、M.C.U（医学部）卒業、M.D授与
1980 年　8 月、東京衛生病院医局研修員入局
1991 年　菅野クリニック 院長
2009 年　キャンサーケアクリニック 院長
2010 年　ナチュラルクリニック 内科医師
2012 年　1月、伊東東部総合病院 内科医師

医学博士（M.D）日本医師免許証（第310742号）
米国認定（自然免疫医学）「自然医学医師」授与
日本「緩和ケア」認定医
LEARNED SOCIETY
日本皮膚科学会、日本アレルギー（免疫）学会、日本東洋医学会、
日本ホリステック医学会、日本マイナスイオン医学会副会長（元）
波動医学会（命光療法）代表、頚椎療法会（頚椎線維節痛症）代表
Brain-Gut-Immunology

■参考文献

『Dr. クロワッサン 免疫ビタミン「LPS」が免疫細胞を強くする！最新 免疫力アップ術』
／マガジンハウス
『野菜とくだもののパワー　ファイトケミカルできれいになる本』 宮澤陽夫監修／祥伝社
『今すぐできる！　免疫力を上げる31のルール』 安保 徹監修／学研パブリッシング
『がんにならない！　ファイトケミカルスープ健康法』 高橋 弘著／泰文堂
『からだの免疫キャラクター図鑑』 岡田晴恵監修／日本図書センター
『人類を救う珪素の力』 細井 睦敬・菅野 光男・大山 良徳 著／ビオマガジン

■取材協力

一般社団法人　日本珪素医科学　学会
http://jmsis.jp/

80代の現役医師、ドクター管野の健康術

健康《けんこう》で美《うつく》しくいたければ珪素《けいそ》をとりなさい!

2018年2月26日　第一版　第一刷

著　者　管野《かんの》 光男《みつお》

発行人　西 宏祐

発行所　株式会社ビオ・マガジン

〒141-0031　東京都品川区西五反田8-11-21

五反田TRビル1F

TEL:03-5436-9204　FAX:03-5436-9209

編集協力　堺 ひろみ・岩嶋宏恭

イラスト・図版　宮下やすこ

印刷・製本　株式会社シナノパブリシングプレス

ISBN978-4-86588-027-4 C0077